KDIGO

慢性肾脏病贫血临床实践指南

Clinical Practice Guideline for Anemia in Chronic Kidney Disease

主 译

陈 楠

U0391756

人民卫生出版社

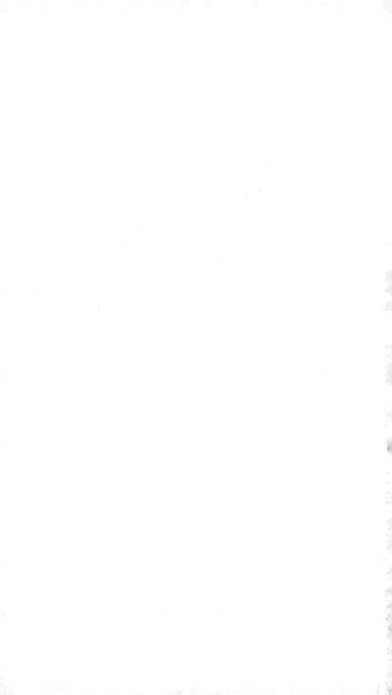

KDIGO
慢性肾脏病贫血
临床实践指南
Clinical Practice Guideline
for Anemia in Chronic
Kidney Disease

主　译　陈　楠

副主译　陈晓农　李　娅

译　者　陈永熙　马晓波　陆怡敏
　　　　陈孜瑾　俞海瑾　冯晓蓓

人民卫生出版社

图书在版编目（CIP）数据

KDIGO 慢性肾脏病贫血临床实践指南/美国改善全球肾脏病预后组织编著；陈楠主译.—北京：人民卫生出版社，2017

ISBN 978-7-117-24960-7

Ⅰ.①K… Ⅱ.①美…②陈… Ⅲ.①慢性病-肾疾病-贫血-诊疗-指南 Ⅳ.①R692-62 ②R556-62

中国版本图书馆 CIP 数据核字（2017）第 198981 号

| 人卫智网 | www.ipmph.com | 医学教育、学术、考试、健康，购书智慧智能综合服务平台 |
| 人卫官网 | www.pmph.com | 人卫官方资讯发布平台 |

KDIGO 慢性肾脏病贫血临床实践指南

主　　译：陈　楠
出版发行：人民卫生出版社（中继线 010-59780011）
地　　址：北京市朝阳区潘家园南里 19 号
邮　　编：100021
E - mail：pmph @ pmph.com
购书热线：010-59787592　010-59787584　010-65264830
印　　刷：北京虎彩文化传播有限公司
经　　销：新华书店
开　　本：787×1092　1/32　印张：5.5
字　　数：95 千字
版　　次：2018 年 1 月第 1 版　2019 年 6 月第 1 版第 2 次印刷
标准书号：ISBN 978-7-117-24960-7/R·24961
定　　价：25.00 元

打击盗版举报电话：010-59787491　E-mail：WQ @ pmph.com
（凡属印装质量问题请与本社市场营销中心联系退换）

公　告

第一部分　临床实践指南的使用

　　临床实践指南文件是根据最后在 2010 年 10 月进行的系统文献检索,至 2012 年 3 月补充的更多证据。它的目的是提供信息,协助决策。它的目的不是实践标准,而不应被理解为一个,也不应被理解为规定的独有的管理规章。在实践中将不可避免地和适当地发生的变化时,临床医师应考虑到患者的个体需求,可用的资源,对特殊机构或业务类型的限制。每个卫生保健专业人士利用这些建议时,应在任何特定的临床情况进行评估后负责任地、恰当地应用它们。本文件所载的研究建议是通用的,并不意味着是某个特定的协议。

第二部分　肾脏疾病信息披露

　　改善全球肾脏病预后组织(KDIGO)尽一切努力,以避免任何实际或合理地认为可能的利益冲突,是由于工作组成员的个人、职业或商业利益与外部关系的结果。工作组的所有成员都必须完成,签署和提交披露和认证形式,显示他们明了以上关系可能被认为或实际产生的利

5

益冲突。每年更新文档并对信息进行相应的调整。所有报告的信息将被打印发表在 KDIGO 管理代理的美国国家肾脏基金会(NKF)。

工作组成员

工作组共同主席

John J V McMurray, MD, FRCP, FESC
BHF Glasgow Cardiovascular Research Centre
Glasgow, United Kingdom
Patrick S Parfrey, MD, FRCPC, FRSC
Memorial University Medical School
St John's, Canada

工作组成员

John W Adamson, MD
University of California at San Diego
San Diego, CA, USA

Pedro Aljama, MD, PhD
Hospital Universitario Reina Sofia
Córdoba, Spain

Jeffrey S Berns, MD
The Perelman School of Medicine
at the University of Pennsylvania
Philadelphia, PA, USA

Julia Bohlius, MD, MScPH
University of Bern
Bern, Switzerland

Tilman B Drüeke, MD, FRCP
Université de Picardie Jules Verne
Amiens, France

Fredric O Finkelstein, MD
Yale University
New Haven, CT, USA

Steven Fishbane, MD
North Shore-LIJ Health System
Manhasset, NY, USA

Tomas Ganz, PhD, MD
David Geffen School of Medicine at UCLA
Los Angeles, CA, USA

Iain C Macdougall, BSc, MD, FRCP
King's College Hospital
London, United Kingdom

Ruth A McDonald, MD
Seattle Children's Hospital
Seattle, WA, USA

Lawrence P McMahon, MBBS, MD
Monash University
Box Hill, Australia

Gregorio T Obrador, MD, MPH
Universidad Panamericana School of Medicine
Mexico City, Mexico

Giovanni FM Strippoli, MD, PhD, MPH
Consorzio Mario Negri Sud
Chieti, Italy

Günter Weiss, MD
Medical University of Innsbruck
Innsbruck, Austria

Andrzej Więcek, MD, PhD, FRCP
Silesian University School of Medicine
Katowice, Poland

文献复习小组

Tufts Center for Kidney Disease Guideline Development and Implementation
Tufts Medical Center, Boston, MA, USA：
Ethan M Balk, MD, MPH; Project Director; Program Director, Evidence-based Medicine
Ashish Upadhyay, MD, Assistant Project Director
Dana C Miskulin, MD, MS, Staff Nephrologist
Amy Earley, BS, Project Coordinator
Shana Haynes, MS, DHSc, Research Assistant
Jenny Lamont, MS, Project Manager

此外, Katrin Uhlig, MD, MS; Director, Guideline Development 也给予了支持和监督。

KDIGO 理事会成员

摘　要

　　2012 年改善全球肾脏病预后组织（KDIGO）制定慢性肾脏病贫血的临床实践指南的目的是提供指导、诊断、评价、管理和处理有贫血或有贫血风险的所有 CKD 患者（非透析，腹膜透析，肾移植受者和儿童）。指南的建立过程中遵循明确的证据审查和评价。该指南所包含章节解决了慢性肾脏病贫血的诊断和评估，和使用各种药物治疗（铁，红细胞生成刺激剂和其他药物）和作为治疗手段的输红细胞。每个章节提出针对性治疗方法，指南推荐是基于相关试验的系统评价。根据 GRADE 系统评估证据质量和推荐强度。对证据的争议和限制进行了讨论，也为今后的研究提供更多的建议。

　　关键词：慢性肾脏病贫血；输血；临床实践指南；红细胞生成刺激剂；KDIGO；以证据为基础的建议；铁；系统回顾

　　引用这个文件的格式如下：肾脏疾病：改善全球预后（KDIGO）贫血工作组。KDIGO 慢性肾脏病贫血临床实践指南。Kidney inter. ，Suppl. 2012；2；279-335.

前　言

我们希望，这份文件有一些用处。我们的首要目标是改善对患者的照护。我们希望能做到这一点，简而言之，就是帮助临床医师更好地了解现有的证据（或不足的证据）。通过提供以全面的证据为基础的推荐，本指南也将有助于确定仍然缺乏证据和需要进一步研究的领域。帮助确定一个研究的议程，是一个经常被忽视，但很重要的，能使临床实践指南发展的做法。

我们采用了对推荐的建立，发展和评价的分级系统（GRADE），评价证据强度和推荐强度。在所有的，只有 2 项（5.4%）推荐，在本指南中的整体证据强度被评为"A"，9 项（24.3%）被评为"B"，14 项（37.8%）被评为"C"，和 12 项（32.4%）被评为"D"。尽管除了根据证据做出 1 或 2 级的推荐，在一般情况下，整体证据的质量和推荐强度之间有相关性。因此，分级"1"的推荐有 15 项（40.5%），和分级"2"的建议有 22 项（59.5%）。分别有 2 项（5.4%），推荐等级为 1 A，8 项为（21.6%）推荐等级为"1 B"，1 项（2.7%），推荐等级为"1C"，4 项（10.8%）推荐等级为"1 D"。有 0 项（0%）分级"2 A"，1 项（2.7%）分级"2 B"，

13 项(35.1%)分级"2 C",和 8 项(21.6%)分级"2 D"。有 22 项陈述(37.3%),未评级。

有人认为,证据不足时不应当提出推荐。但是,医师仍然需要在他们的日常实践中做出临床决策,他们通常会问,"专家做什么?"我们在此选择给予指导,而不是保持沉默。这些推荐往往是低强度的推荐和低强度的证据,甚至无法分级。对使用本指南的用户,这是非常重要的,必须认识到这一点(见注意事项)。在任何情况下,这些推荐对临床医师是开始,而不是阻止他们对日常实践中所遇到的相关患者探究其特定的问题处理。

我们要感谢工作组联合主席,John McMurray 博士和 Pat Parfrey 博士,以及所有自愿付出无数个小时的时间来开发这一指南的工作组成员。我们也感谢证据审查小组成员和国家肾脏基金会的工作人员,使这个项目成为可能。最后,我们要特别感谢许多 KDIGO 董事会成员,志愿给予个人时间审阅指南,并提出非常有帮助的建议。

Bertram L Kasiske, MD

KDIGO Co-Chair

David Wheeler, MD, FRCP

KDIGO Co-Chair

目 录

第1章　慢性肾脏病中贫血的诊断与评估

贫血检测

背景

  贫血对于任意个体可能都是潜在健康问题的早期实验室征象。因此,包括血红蛋白浓度检测的全套血常规(或血细胞计数)检验,是常规用于多数成人的全球性健康评估指标,无论其是否罹患 CKD。对于肾功能稳定的 CKD 患者,贫血的出现或进展可能预示存在造成失血或影响红细胞生成的新问题。为明确导致贫血的可逆因素,除 CKD 分期外,还应进行贫血状态的评估。鉴于造成获得性贫血的病因不计其数,因此本指南无法囊括所有病因,读者可在任意一本医学或血液病学标准教科书中找到贫血的详细病因及诊断方法。缺铁性贫血除与 CKD 直接相关,也是造成 CKD 患者慢性贫血或贫血加重的最常见可逆性病因。

贫血检测频率

1.1.1 无贫血的 CKD 患者(成人贫血定义参见指南 1.2.1;儿童贫血定义参见指南 1.2.2)符合下述临床指征时测定血红蛋白浓度(未分级):

- CKD3 期时至少每年一次
- CKD4~5 期非透析患者至少每年 2 次
- CKD5 期血液透析和腹膜透析患者至少每 3 个月 1 次

1.1.2 伴有贫血但未进行 ESA 治疗的 CKD 患者符合下述临床指征时测定血红蛋白浓度(未分级):

- CKD3~5 期非透析患者和 CKD5 期腹膜透析患者,至少每 3 个月 1 次
- CKD5 期血液透析患者至少每月 1 次
  (参见指南 3.12.1-3.12.3 对于正进行 ESA 治疗患者监测血红蛋白浓度章节)

依据

鉴于对 CKD 患者贫血的进展知之甚少,因此尚无法精确地确定监测血红蛋白水平的最佳频率。指南中对 CKD 患者进行定期贫血评估

的依据为:在未使用促红细胞生成素(ESA)治疗的 CKD 患者中观察到伴随着肾小球滤过率(GFR)的下降,血红蛋白水平也逐渐下降[1],提示需要定期检测血红蛋白浓度。无论处于 CKD 何种阶段,血红蛋白检测频率应根据血红蛋白水平(例如:贫血更严重的患者应进行更频繁的检测)和血红蛋白下降率所决定。肾功能随着 CKD 分期的进展而下降,贫血的患病率和发病率随之升高。因此,为了识别可能需要铁剂、ESA 干预治疗甚至输血的 CKD 患者,晚期 CKD 患者则需要更频繁地检测血红蛋白浓度。

推荐对伴有贫血且尚未接受 ESA 治疗的 CKD5 期血液透析和腹膜透析患者进行更频繁的血红蛋白检测。CKD-5 期血液透析患者应至少每月进行 1 次 Hb 检测,而 CKD5 期的腹膜透析患者至少每 3 个月检测 1 次 Hb。对于 CKD5 期血液透析患者,通常在每周中间(mid-week)的透析前进行血红蛋白检测。虽然这样并非必要,它可最大限度地减少由于每周末次透析和下次透析之间时间间隙延长造成的血红蛋白变异。所有患者应在外科重大手术后、住院期间,或发生出血事件等临床需要时进行血红蛋白测定。

尚无直接证据表明儿童 CKD 患者进行血红蛋白检测的频度与成人有差异。在儿童慢性肾脏病的前瞻性研究中(Chronic Kidney Disease in Children Prospective Cohort Study,CKiD),340 例北美 CKD 儿童使用 Iohexol 进行 GFR 评估[2],

当 GFR 低于 43ml/(min·1.73m²) 时, GFR 与 Hb 呈线性相关, GFR 每下降 5ml/(min·1.73m²), Hb 下降 0.3g/dl(3g/L)。GFR 高于该阈值时, GFR 每下降 5ml/(min·1.73m²), 血红蛋白非显著性下降 0.1g/dl(1g/L)。使用 Schwartz 公式根据血肌酐估算的 GFR(eGFR) 可能高估患儿真实的 GFR[3], 因此在 CKD 的早期应对血红蛋白下降和贫血进行相应评估。对于 CKD5 期血液透析和腹膜透析儿童, 应把每月检测血红蛋白浓度列为临床标准化方案。

贫血诊断

1.2.1 **成人 CKD 和年龄>15 岁儿童 CKD 患者贫血的诊断:男性 Hb<13.0g/dl (130g/L) 和女性 Hb<12.0g/dl (120g/L)。(未分级)**

1.2.2 **儿童 CKD 患者贫血的诊断:0.5～5 岁儿童 Hb<11.0g/dl(110g/L),5～12 岁儿童 Hb<11.5g/dl(115g/L), 12～15 岁儿童 Hb<12.0g/dl(120g/ L)。(未分级)**

依据

应以血红蛋白水平定义贫血,并根据性别和年龄对贫血病因进行评估。成人和儿童推荐的血红蛋白值由世界卫生组织(WHO)对贫血的定义所决定,所建立的贫血指标适用于各人群[4]。

另一组用于 1～19 岁儿童贫血定义的血红蛋白浓度标准数据来自 1988—1994 年第三次美国国家健康和营养调查（US NHANES Ⅲ）研究（表 1）[5]。新生儿至 24 月龄婴儿的数据取自正常参考值（表 2）[6]。

表 1　1～19 岁儿童平均血红蛋白数值[a]

所有种族	研究对象	平均血红蛋白 g/dl（g/L）	标准差 g/dl（g/L）	贫血定义为小于第五百分位数 g/dl（g/L）
男孩				
1 岁左右	12 623	14.7(147)	1.4(14)	12.1(121)
1～2 岁	931	12.0(120)	0.8(8)	10.7(107)
3～5 岁	1281	12.4(124)	0.8(8)	11.2(112)
6～8 岁	709	12.9(129)	0.8(8)	11.5(115)
9～11 岁	773	13.3(133)	0.8(8)	12.0(120)
12～14 岁	540	14.1(141)	1.1(11)	12.4(124)
15～19 岁	836	15.1(151)	1.0(10)	13.5(135)
女孩				
1 岁左右	13 749	13.2(132)	1.1(11)	11.4(114)
1～2 岁	858	12.0(120)	0.8(8)	10.8(108)
3～5 岁	1337	12.4(124)	0.8(8)	11.1(111)
6～8 岁	675	12.8(128)	0.8(8)	11.5(115)
9～11 岁	734	13.1(131)	0.8(8)	11.9(119)
12～14 岁[b]	621	13.3(133)	1.0(10)	11.7(117)
15～19 岁[b]	950	13.2(132)	1.0(10)	11.5(115)

[a] 根据美国 NHANES Ⅲ 数据,1988—1994[5]

[b] 由于月经损失造成低于平均值并小于同年龄组第五百分位数

表2 出生至24月龄儿童平均血红蛋白数值[a]

年龄	平均血红蛋白 g/dl(g/L)	-2 标准差[b] g/dl(g/L)
新生儿(脐血)	16.5(165)	13.5(135)
1~3 日	18.5(185)	14.5(145)
1 周	17.5(175)	13.5(135)
2 周	16.5(165)	12.5(125)
1 月	14.0(140)	10.0(100)
2 月	11.5(115)	9.0(90)
3~6 月	11.5(115)	9.5(95)
6~24 月	12.0(120)	10.5(105)

[a] 数据取自正常参考值。参见参考文献 Nathan DG,Orkin SH. Appendix 11:Normal hematologic values in children. In:Nathan DG,Orkin SH,Ginsburg D et al. (eds). Nathan and Oski's Hematology of Infancy and Childhood,6th edn. p 1841,& Elsevier,2003.6

[b] 低于平均值的2个标准差,相当于<2.5 百分位数

　　不应把用来诊断贫血病因及评估贫血严重程度的数值用做贫血治疗的靶目标。对无明确病因的低血红蛋白患者来说,与其凭借单次实验室数值进行诊断不如在诊断前再次核实血红蛋白数值以确保血红蛋白水平的确低于正常值后再着手诊断。

贫血评估

1.3 伴有贫血的 CKD 患者(无论年龄和 CKD 分期),初次评估贫血需包括如下检测

（未分级）：

- 全血细胞计数（CBC），其中应包括血红蛋白浓度，红细胞指数，白细胞计数和分类和血小板计数
- 网织红细胞绝对计数
- 血清铁蛋白水平
- 血清转铁蛋白饱和度（TSAT）
- 血清维生素 B_{12} 和叶酸水平

依据

全血细胞计数

　　全血细胞计数提供了贫血严重程度和骨髓造血功能情况。用血红蛋白测定评估贫血严重程度优于血细胞比容测定。鉴于血细胞比容测定是一相对不稳定的分析结果，其测量缺乏标准化方法并依赖仪器测定，而且是自动分析仪的间接分析结果[7-9]。无证据提示儿童贫血的首次评估应与成人不同。

　　除了血红蛋白浓度，其余全血细胞计数结果能提供重要的临床信息。CKD 的贫血是低增殖性的，通常是正色素和正细胞性的。这点可在形态上将其与慢性病所致贫血加以区分[10]。叶酸或维生素 B_{12} 缺乏可导致大细胞性贫血，缺铁性或遗传性血红蛋白形成障碍（如 α-或 β-地中海贫血）可产生小细胞性贫血。缺铁性贫血，尤其是长期缺铁性贫血可造成低色

7

素性贫血(低 MCH)。伴有粒细胞缺乏或血小板减少的大细胞性贫血则提示存在全身疾病,如毒素(如酒精)引起的造血障碍、营养缺乏(维生素 B_{12} 或叶酸缺乏)或骨髓增生异常。如存在上述情况则需进一步诊断和评估。

低促红细胞生成活性是 CKD 贫血的特点,这与促红细胞生成素刺激不足相符合。鉴于很少通过检测促红细胞生成素水平来鉴别 CKD 患者贫血是否由其他原因所引起,因而不常规推荐检测促红细胞生成素[11,12]。最简单有效地测定红细胞生成增殖活性的方法是网织红细胞绝对计数。白细胞计数和分类或血小板计数异常通常不是典型 CKD 贫血的表现,如果出现上述异常则应及时筛查其他可能致病原因。

网织红细胞计数结果,可在自动全血细胞计数时获得。当患者有活动性失血或溶血时升高,有红细胞生成障碍性贫血时下降。

铁状态

铁状态评估包括两项重要的检测:是否有铁储备和维持红细胞生成所需铁的可用性。目前评价铁储存状态"金标准"仍然是骨髓穿刺铁染色,血清铁蛋白最常用于评价铁储存状态[13]。转铁蛋白饱和度(TSAT;血清铁×100÷总铁结合力)是最常用检测维持红细胞生成所需铁可用性的方法。但是血清铁蛋白受炎症影响且是一种"急性时相反应物(acute phase reactant)"[13],因此利用铁蛋白评估 CKD 患者应谨慎进行,尤其对那些可能存在亚临床炎症的透析患者[14]。

血清铁蛋白≤30ng/ml(≤30μg/L)提示重度铁缺乏且高度提示骨髓铁储备匮乏[15,16]。但铁蛋白>30ng/ml(>30μg/L)并不一定代表骨髓铁储备正常或充足。对全部或几乎所有骨髓铁储备正常的 CKD 患者评估铁蛋白水平高于何值的研究得到不同的结果,然而包括血液透析的大多数 CKD 患者血清铁蛋白水平≥300ng/ml(≥300μg/L)时骨髓铁储备处于正常范围。即使血清铁蛋白在 100ng/ml(100μg/L)时大多数 CKD 患者仍有骨髓可染铁即铁储备[16-21]。正如第 2 章将要讨论的,血清铁及 TSAT 通常用于评估铁状态、诊断缺铁性贫血及预测红细胞生成对补铁的反应程度(在线版补充表格 1)。

其他如低色素红细胞百分比和网织红细胞血红蛋白含量等检测铁状态的测试可用于替代或作为 TSAT 及铁蛋白检测的补充检测。目前尚未证实 CKD 患者铁调素(hepcidin)水平检测的临床意义也未证实其优于标准铁状态检测[22,23]。

维生素 B_{12} 和叶酸

虽然叶酸和维生素 B_{12} 缺乏很少见,却是可治性贫血的重要病因之一,通常表现为大细胞性贫血。有限的数据表明,在 ≤10% 的血液透析患者中存在维生素 B_{12} 和叶酸缺乏;但在 CKD 患者中的患病率尚不明确。但由于这些元素缺乏很容易被纠正,且维生素 B_{12} 还可提示其他基础疾病的进展,因此通常将检测叶酸和维生素 B_{12} 水平作为贫血评估,特别是大细胞性贫血的标准检测之一。叶酸缺乏通常可通过患者血清叶酸水平检测;当血清叶酸水平检测结果可疑或近期膳食摄入量可能掩盖潜在的叶酸缺乏时,可检测红细胞叶酸水平[24]。

其他检测

除了上述提及的测试,其他检测可能适用于特定患者或特定临床情况。例如高敏 C 反应蛋白可在具有显性感染情况下进行检测。在某些国家和(或)特定民族或种族的患者,血红蛋白病、寄生虫和其他方面的检测可能适用。

免责声明

虽然出版商、编委员会及 ISN 尽力避免任何不准确或具误导性的资料、意见或声明出现在本杂志,但他们仍希望明确出现在此处的论著及广告的数据和意见与版权持有人或广告商的责任有关。因此,出版商和 ISN、编辑部和他们的雇主、办公室和代理商不接受任何因不准确或具误导性的资料、意见或声明所带来的责任。虽然尽一切努力以确保药物的剂量和其他数量准确,建议读者在涉及药物的使用、在本杂志描述的新方法和技术上,遵循结合药品生产企业自己公开发表的文献。

补充材料

附表 1:铁状态和贫血水平在多因素分析中关系

补充材料可通过在如下链接找到在线版本

http://www.kdigo.org/clinical_practice_guidelines/anemia.php

第 2 章　使用铁剂治疗慢性肾脏病中的贫血

铁剂治疗

背景

通过口服或静脉补铁来纠正缺铁可减轻CKD 患者的贫血严重度[25,26]。而未治疗的缺铁性贫血是 ESA 治疗低反应的重要原因[27,28]。诊断缺铁性贫血非常重要,因为治疗可及时纠正相关贫血,并查明缺铁性贫血病因及相关诊断。对于无经期出血、消化道失血所致缺铁和铁耗竭的缺铁性贫血 CKD 患者需行其他方面的诊断,如血液透析患者由于血液透析器和管路内血液滞留所导致反复失血、频繁的抽血化验、手术(如建立血管通路)所致失血、由于胃酸抑制剂和磷酸盐结合剂等药物干扰铁的吸收、由于炎症导致铁吸收减少等原因均可造成血液透析及其他 CKD 患者出现贫血[29]。读者可在内科和儿科标准教科书上获得对疑似有缺铁性贫血诊断和评估的深入探讨。

补充铁被广泛地用于治疗 CKD 患者的缺铁性贫血、预防 ESA 治疗患者贫血的恶化、提高已行或未行 ESA 治疗患者的血红蛋白浓度，以及减少 ESA 治疗患者的 ESA 剂量。对骨髓铁储备耗竭，或可能有临床意义的红细胞生成反应的患者进行铁剂治疗是合适的。但治疗应谨慎而行，特别对无法从避免输血或减少贫血相关症状获益，或潜在治疗风险大于获益的患者进行治疗时更应慎重[23,30-32]。观察补充铁对血红蛋白浓度直接影响以外的长期临床获益尚缺少研究数据。少有研究观察对患者使用长期大于骨髓铁储备的铁剂治疗的不良后果[33-35]。鉴于骨髓穿刺评估铁储备很少在临床实践中应用，补铁常通过检测血液铁状态而不是骨髓铁储备来评估[27,28,36-38]。

以下为 CKD 患者补铁的建议。

铁剂治疗

2.1.1 给予铁剂治疗时，根据个体情况需权衡避免或减少输血、ESA 治疗和改善贫血相关症状的潜在优势和危害风险（例如：过敏反应和其他急性反应、未知的长期风险）。（未分级）

2.1.2 成人 CKD 贫血患者未给予铁剂或 ESA 治疗，出现以下情况时，建议试用静脉铁剂治疗（或非透析 CKD 患

者给予 1～3 个月口服铁剂替代治疗)(2C):

- 未开始 ESA 治疗而需提高 Hb 水平*
- TSAT ≤ 30%、铁蛋白 ≤ 500ng/ml(≤500μg/L)

2.1.3 成人 CKD 贫血患者应用 ESA 治疗,未接受铁剂治疗,出现以下情况时,建议试用静脉铁剂治疗(或 CKD 非透析患者给予 1～3 个月口服铁剂替代治疗)(2C):

- 需提高 Hb 水平** 或期望减少 ESA 剂量***
- TSAT ≤ 30% 且铁蛋白 ≤ 500ng/ml(≤500μg/L)

2.1.4 需要补铁治疗的非透析 CKD 患者,根据缺铁的严重程度、静脉通路情况、先前对口服铁剂治疗的反应、先前口服或静脉铁剂治疗的不良反应、患者依从性和费用,来选择铁剂治疗的方式。(未分级)

2.1.5 根据 CKD 患者血红蛋白对近期铁剂治疗的反应性、铁状态检测(TSAT 和铁蛋白)、血红蛋白浓度、ESA 治疗患者对 ESA 的反应和剂量、各相关参数的变化趋势及患者临床状况为基础来进一步指导后续铁剂应用

（未分级）

　* 取决于患者的症状和总体临床目标,包括避免输血、活动性感染治愈后、改善贫血相关症状

　** 参见指南#3.4.2 及 3.4.3

　*** 基于患者体征及总体临床目标,包括避免输血和排除活动性感染后改善贫血相关症状以及其他原因所致 ESA 低反应性

2.1.6 所有合并贫血而未行铁剂或 ESA 治疗的 CKD 患儿,建议铁蛋白≤100ng/ml（≤100μg/L）和 TSAT≤20% 时应予以口服铁剂治疗（或血液透析 CKD 患儿予以静脉铁剂应用）。(1D)

2.1.7 所有接受 ESA 治疗但未补铁的 CKD 患儿,我们建议口服铁剂（或血液透析 CKD 患者予以静脉铁剂应用）以维持 TSAT>20% 且铁蛋白>100ng/ml（>100μg/L）。(1D)

依据

　　CKD 贫血患者补铁的目的是保证足够的铁储备以合成红细胞、纠正铁匮乏以及在接受 ESA 治疗的患者中预防缺铁恶化。补铁特别是静脉补铁可增强红细胞生成并提高 CKD 贫血患者血红蛋白水平,即使 TSAT 和铁蛋白未提示存在绝对铁缺乏,或骨髓检查提示有足够铁储备,如"功能性缺铁贫血"时仍有上述作

15

用[38-40]。研究证实铁剂治疗尤其静脉给药也可促进 ESA 治疗时的红细胞生成反应[27,28,32,36,37,41-43]。对于每个个体患者,如何平衡血红蛋白水平、ESA 剂量和铁剂剂量,以获得最大化临床效益和最小化潜在风险尚不明确。将血清铁蛋白和 TSAT 检测体内铁储备或预测血红蛋白对补铁反应程度作为 CKD 患者开具铁剂治疗处方的依据显得尤为复杂[23,30]。即便使用铁储存评估的"金标准"——骨髓铁染色,也无法充分预测 CKD 患者对补铁的红细胞生成反应能力[16,23,30,40]。给予铁剂治疗时须仔细考虑口服或静脉铁剂的短期和长期安全性及可能潜在的未知毒性。对于个体患者,须根据当前和预期血红蛋白水平、ESA 剂量、ESA 剂量随着时间变化趋势来评估血红蛋白对补铁治疗的反应性、失血状态和机体铁代谢检测变化。虽然最近一项心力衰竭患者的随机对照研究(RCT)得到令人鼓舞的结果(其中部分患者同时患有轻度 CKD),但大部分观察性研究未发现慢性静脉铁剂治疗可产生明显毒反应,也未发现该治疗可有明确的临床获益[44]。

TSAT 和铁蛋白水平

TSAT 和血清铁蛋白水平是两个使用最广泛的铁代谢检测指标。极低水平的血清铁蛋白[(<30ng/ml(30μg/L)]提示铁缺乏[16]。此外,

TSAT 和血清铁蛋白水平对预测 CKD 患者骨髓铁储备和铁剂补充时的红细胞生成能力的灵敏性和特异性非常有限(图 1,图 2)[16-21,40,45]。两项指标的应用由于存在较大的患者间差异而受限制[46]。

仅有极少数 RCT 能提供将某一 TSAT 和铁蛋白水平作为开始铁剂治疗的"靶目标"的依据[16-21]。目前尚无具有足够长研究时间和效

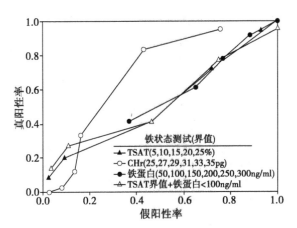

图 1 区分铁缺乏和非铁缺乏患者铁状态测试(TSAT) ROC 曲线。引自 Van Wyck 等 Kidney International. Van Wyck DB, Roppolo M, Martinez CO et al. A randomized, controlled trial comparing IV iron sucrose to oral iron in anemic patients with nondialysis-dependent CKD. Kidney Int 2005;68:2846-2856[45],见 http://www. nature. com/ki/journal/v68/n6/full/4495631a. html.

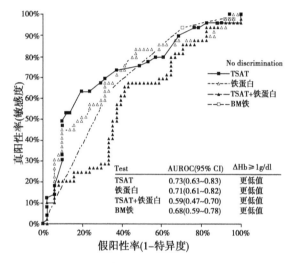

Test	AUROC(95% CI)	ΔHb ≥ 1g/dl
TSAT	0.73(0.63~0.83)	更低值
铁蛋白	0.71(0.61~0.82)	更低值
TSAT+铁蛋白	0.59(0.47~0.70)	更低值
BM铁	0.68(0.59~0.78)	更低值

图 2　100 个非透析 CKD 患者予以静脉铁剂时 TSAT 和血清以及两者联合（TSAT+血清铁）和骨髓铁（BM 铁）对确诊红细胞生成反应阳性〔血红蛋白增加（ΔHb）≥1g/dl（≥10g/L）〕的特异性和敏感性（ROC 曲线下面积）。引自 Stancu S，Barsan L，Stanciu A et al. Can the response to iron therapy be predicted in anemic nondialysis patients with chronic kidney disease? Clin J Am Soc Nephrol 2010；5：409-416[40]。参见 http：http://cjasn. asnjournals. org/content/5/3/409. long

能的铁剂干预试验来评估长期治疗的安全性，也没有涉及比较使用不同 TSAT 和铁蛋白作为诊断铁缺乏或开始补铁治疗的临床获益、成本效益及风险收益差别研究。

本工作组对补铁靶目标的指南是经过平衡诊断灵敏度、特异性及安全方面的假设后所决定的。先前临床实践指南（2006 年 KDOQI 及其他指南）是基于观点的指南，这些指南建议在 CKD5 期血液透析患者应补充铁以维持铁蛋白 >200ng/ml（>200μg/L），在非透析 CKD 和 CKD5 期腹膜透析患者中维持铁蛋白 >100ng/ml（>100μg/L），在所有 CKD 患者中维持 TSAT >20%。这些指南还指出，尚无足够的证据推荐当铁蛋白 >500ng/ml（>500μg/L）时予以静脉铁应用。

大多数 CKD 患者血清铁蛋白 >100ng/ml（>100μg/L）时提示骨髓储备铁正常[16,23,30,31,40,45]，但给这些患者补充铁也可提高血红蛋白浓度和（或）减少 ESA 剂量[16,23,30,31,40,45]。部分贫血及 TSAT>20% 的 CKD 患者补铁后可出现血红蛋白浓度增加和（或）ESA 剂量减少。因此，对于那些尚未接受补铁的患者，我们建议对于 TSAT <30%、血清铁蛋白 <500ng/ml（<500μg/L）的贫血 CKD 患者若需提高血红蛋白浓度、避免输血及减少贫血相关症状、和（或）减少 ESA 剂量，则应在评估铁剂治疗潜在风险后进行铁剂

治疗。很少有研究对 TSAT>30%、血清铁蛋白 >500ng/ml(>500μg/L)的患者予以额外铁治疗的安全性进行评估。对 TSAT>30% 或血清铁蛋白>500ng/ml(>500μg/L)的患者我们不推荐常规补铁,因为如前所述,其治疗的临床获益和风险尚未得到充分研究。对所有接受铁剂治疗的患者来说,开始静脉铁剂治疗时权衡铁剂治疗的短期和急性毒性反应并排除活动性感染非常重要(指南2.4)。

能为 CKD 患者铁剂治疗提供补铁靶目标上限的临床证据非常有限[47,48]。以往的指南,如 2006 年 KDOQI 指南和其他指南对血清铁蛋白水平超过 500~800ng/ml(500~800μg/L)的患者不建议予以额外静脉铁治疗[8,49-52]。然而尚无随机对照试验或其他研究对铁蛋白水平> 500~800ng/ml(500~800μg/L)患者使用静脉铁的有效性和安全性进行评估。此外,多数研究是回顾性的,前瞻性研究较少,患者样本量少,随访时间短,且使用血红蛋白和 ESA 剂量等替代指标,而不是使用如感染危险性和死亡率等更有意义的预后指标。对于大多数患者,TSAT>30% 或血清铁蛋白>500ng/ml(>500μg/L)时红细胞生成对补铁反应较小[血红蛋白浓度增量变化和(或)ESA 剂量减少]。在一项 CKD5 期血液透析患者 RCT 中,入选患者血清铁蛋白 500~1200ng/ml(500~1200μg/L)、

TSAT<25%,患者增加 25% 促红细胞生成素剂量,并随机接受 1000mg 静脉铁剂或不接受铁剂治疗(对照组)。6 周后,静脉铁剂组血红蛋白大幅提高[53]。该项研究未考虑铁蛋白和 TSAT 靶目标水平,因为它研究的是一组特定的患者,所有入选者接受增加的 ESA 剂量。且受试者过少,观察期过短,因此无法在临床上评估临床转归或毒性反应(在线版补充表格 2~4)。

部分研究显示高铁蛋白水平与高死亡率相关,但铁蛋白水平增高是铁剂应用过量还是非特异性急性期反应产物尚不明确。有证据表明随着铁蛋白水平的升高,肝内铁沉积增加[54,55]。其临床预后尚不明确,但肝内铁沉积在丙型肝炎病毒感染患者中得到特别关注[56]。虽然部分数据显示铁蛋白水平与血色素沉着和非 CKD 输血患者组织中铁沉积有关联[57],但这些发现与 CKD 患者的相关性及临床指导意义尚不明确。

部分观察性研究观察了患者预后和铁剂用量之间的关系,而不是将血清铁蛋白作为预测转归的影响因素。其中一项研究发现,2 年生存率与使用超过 6 个月、剂量≤1000mg 静脉铁剂无负相关,但大剂量(>1000mg)铁剂组死亡率显著性增高(校正危险比[HR]=1.09;95%置信区间[CI],1.01~1.17>1000~1800mg 为 1.18;>1800mg 的 95% CI,1.09~1.27)[33]。然而使用时间变量的多因素模型对铁剂使用和其他参数进行统计研究,结果表明铁剂剂量和死亡率水平之间无统计相关性。另一项使用时间依赖的多因素校正的回顾性研究发现,使用静脉铁剂量不超过每月400mg与每月大于400mg患者相比较,前者死亡率更低[35](在线版补充表格5)。

本工作组的共识认为不应在血清铁蛋白>500ng/ml(>500μg/L)的患者中常规静脉补铁。在血红蛋白低于预期水平且正接受相对高剂量ESA治疗的患者,或需要选择停止ESA治疗的患者(如CKD伴有恶性肿瘤患者),或血清铁蛋白>500ng/ml患者需权衡潜在急性毒性反应和远期风险后则可尝试静脉补铁(即在几周内给予最高1000mg一个疗程的剂量,如需要时可重复应用)。根据患者TSAT、铁蛋白和血红蛋白趋势,ESA剂量和反应性等临床状况决定进一步治疗方案。

在患者可能存在潜在炎症状况时须谨慎地判断铁蛋白水平,因为与无炎症状态相比,铁蛋白可能无法预测铁储备或铁剂治疗反应性。在临床上无明显感染或炎症情况下,C反应蛋白(CRP)检测则能提示铁蛋白水平升高和ESA治疗反应低与隐源性炎症有关(在线版补充表格6)。

其他如低色素红细胞百分比、网织红细胞

血红蛋白含量、锌原卟啉、可溶性转铁蛋白受体等铁状态测试并不如 TSAT 和铁蛋白使用广泛,可用于评估铁状态,但相关研究较少[22,23]。

没有证据表明铁蛋白靶目标为 200ng/ml (200μg/L)对于 CKD5 期儿童血液透析患者是否合适。2006 年 KDOQI 儿童与 CKD 贫血指南建议,对于 CKD5 期儿童血液透析患者、CKD5 期腹膜透析和 CKD 非透析的患者未进行 ESA 治疗时,铁蛋白靶目标应大于 100ng/ml (100μg/L)[58]。

铁剂治疗

对患者予以铁剂治疗应根据增加血红蛋白是否有利而进行判断,如避免输血或减少贫血相关症状及补铁潜在的不良反应,无论口服或静脉使用都需考虑铁剂治疗是否合适且超预期获益。可予以口服或静脉方式补铁。现已基本不再通过肌肉注射补铁。不同给药方式各有其优缺点。口服铁剂价格低廉、给药方便,且不需要静脉通路,因此在 CKD 非血液透析患者中受到青睐。口服补铁无严重不良反应,但胃肠道不良反应常见,且胃肠道吸收差异限制其疗效。静脉补铁避免了服药持久性和补铁疗效相关问题,但需静脉通路且与罕见严重不良反应有关系。关于补铁首选给药方式应考虑贫血和缺铁严重性、口服铁剂持续性、耐受性、成本及平衡维持静脉通路和建立静脉通路后决定。

对于非透析 CKD 患者,现有证据支持静脉铁比口服铁更具疗效优势,尽管差异较小且加权平均血红蛋白仅为 0.31g/dl(3.1g/L)[45,59-63]。非透析 CKD 患者静脉应用铁剂对血红蛋白获益较少是否具有临床意义,是否能够解释严重不良事件及未知的长期风险少,这点仍不明确。工作组的共识是,尚无明确证据表明静脉铁在非透析 CKD 患者中优势比口服铁剂明显。因此,在这些患者中,可以静脉或口服补铁。但部分患者倾向避免静脉穿刺使用铁,特别是那些刚开始使用铁剂治疗的轻度缺铁患者。

口服铁通常提供约 200mg 元素铁(如硫酸亚铁 325mg,每日 3 次;每粒提供 65mg 元素铁)。小剂量的每日给药有效并能提高部分患者的耐受性。硫酸亚铁虽常用且价格低廉,但也可使用其他口服铁剂;目前尚无证据表明其他口服铁剂比硫酸亚铁更有效或不良反应更少。如果在 1~3 个月内无法通过口服铁剂达到补铁目标,则可根据前述建议及讨论适当予以静脉铁剂治疗。

CKD5 期血液透析患者推荐静脉使用铁剂的依据主要来自比较同时给予或不给予 ESA 治疗的静脉铁、口服铁和安慰剂的随机对照试验和其他相关研究[27,32,62,64-65]。在这些研究中,静脉铁可增加血红蛋白浓度,减少 ESA 剂量,或两者兼有。对于 CKD5 期血液透析患者,由于在透析过程中可通过静脉通路给予铁剂治疗,因此这些患者更易接受静脉铁。

在 CKD 贫血指南推出之前[50],相比 CKD5 期血液透析患者而言,CKD5 期腹膜透析患者与 CKD5 期非透析患者对铁剂具有更相似的反应,且两者均无静脉铁剂所需的静脉通路。在 CKD5 期腹膜透析患者中使用铁剂研究非常有限,但结果表明口服铁疗效有限,静脉铁在达到 Hb 水平和 ESA 剂量方面优于口服铁剂,所以通常在这些患者中首选静脉铁剂,但这些患者仍需考虑保留进一步治疗所需静脉通路[66-70]。

静脉铁可通过一次大剂量(右旋糖酐铁)或反复小剂量(非右旋糖酐铁制剂,根据不同剂型及不同最高单剂量)给药。常见给药方法是给予首剂量静脉铁约 1000mg,如果首剂量不增加 Hb 水平和(或)ESA 剂量减少、TSAT ≤ 30% 且铁蛋白 ≤ 500ng/ml(≤ 500μg/L),则可重复使用[38]。

是否继续铁剂治疗应考虑患者近期铁剂治疗反应、铁状态检测结果(TSAT 和铁蛋白)、血红蛋白浓度、ESA 治疗的剂量和反应程度、各参数趋势以及患者的临床状态。如果预期患者铁需要增加及存在铁丢失则应考虑进一步使用静脉铁。非透析 CKD 患者及 CKD5 期腹膜透析患者失血较少,而研究表明 CKD5 期血液透析患者每年丢失 1~2g 与透析相关铁[71-73]。因此，当非透析 CKD 患者和 CKD5 期腹膜透析患者需要持续性补铁或 CKD5 期血液透析患者需要每年 1~2g 铁剂补充时应积极评估失血原因。患者若存在进行性 TSAT 和铁蛋白降低时应考虑予以铁状态检测，这提示患者可能存在胃肠道出血或透析相关失血过多。相反的，TSAT 和铁蛋白水平增加可能表明补铁过多，需要减少或停止铁剂使用。最后，铁蛋白水平增加同时伴有 TSAT 和血红蛋白水平下降则表明炎症介导的网状内皮功能障碍[14]。

有两种常用方法可对 CKD5 期血液透析患者给予或维持静脉铁治疗：①定期铁补充，包括数个疗程静脉铁以补充铁储备，特别在铁营养状况相关检测表明可能存在缺铁性贫血或铁低于靶目标时；②维持治疗，包括小剂量间断使用，以确保铁营养状况检测结果稳定在特定范围内，并避免缺铁或铁相关检测数据低于既定水平。有限证据表明，在 CKD5 期血液透析患者中定期给予静脉铁可减少 ESA 剂量，并可减少累积铁剂量[41,74,75]，但该数据尚不足以支持在这个特定人群中推荐使用静脉铁。CKD5 期腹膜透析患者常需定期（如每月）给予补充静脉铁。

总体来说，针对 TSAT 和铁蛋白相关指南也适用于 ESA 治疗儿童 CKD 患者。但尚缺少证据表明铁蛋白靶目标>200ng/ml（200μg/L）在 CKD 血液透析患儿中应用是否适当。2006年 KDOQI 关于 CKD 儿童贫血指南推荐，CKD5期血液透析儿童、ESA 治疗的 CKD-5 期腹膜透析和非透析 CKD 儿童铁蛋白应大于 100ng/ml（100μg/L）[58]。

铁状态评估

2.2.1　ESA 治疗时，至少每 3 个月评估一次铁状态（TSAT 和铁蛋白），包括初始或维持铁剂治疗时。（未分级）

2.2.2　当开始 ESA 治疗或增加剂量，或存在失血，静脉铁治疗一个周期后监测治疗反应性，或出现铁储备耗竭的其他情况时应更频繁地检测铁状态（TSAT 和铁蛋白）。（未分级）

依据

在缺乏临床试验可供确定铁状态检测最佳频率的情况下，为确保和先前指南一致（2006年 KDOQI 指南）[50]，工作组共识认为 ESA 治疗的患者无论是否进行铁剂治疗，至少应每 3个月检测铁状态。TSAT 和（或）铁蛋白水平下降可能反映存在失血或可用铁储备消耗，可用于预测需要额外补铁。口服铁患者也可使用铁营养状况检测以评估铁剂治疗依从性。TSAT

和(或)铁蛋白水平增加可能表明铁治疗过度,可减少或停止铁剂治疗。铁蛋白水平稳定增加或 TSAT 下降也可表明炎症、感染、诱导急性期反应产物产生或其他临床情况,在此期间可能对继续使用铁是否合适进行重新评估[14]。

在某些情况下,更频繁的铁营养状况检测可能是合适的,这包括开始 ESA 或铁剂治疗后,或当 ESA 剂量或频率增加时。对于 ESA 治疗疗效不佳患者的铁状态评估也很重要。

尽管在儿童 CKD 患者中缺少特定数据,但由于没有可采用的不同指南,故本指南仍可适用于儿童患者。自 2006 年 KDOQI 在儿童 CKD 贫血指南推出起[58],没有新的基于循证医学的儿童 CKD 铁剂治疗指南出版。儿童口服补铁的建议是每日 2~6mg/kg 元素铁,分 2~3 次给药[76,77]。一个入选 35 例 CKD5 期儿童血液透析患者补铁的随机对照试验,评估每周静脉右旋糖酐铁或按体重予以6mg/(kg·d)口服铁剂的治疗反应情况。结果表明只有静脉右旋糖酐铁组的血清铁蛋白水平显著增加,维持血红蛋白水平所需 ESA 剂量明显减少[78]。一个国际多中心随机双盲对照研究观察了 ESA 治疗同时给予两种剂量葡萄糖酸亚铁(ferric gluconate)(1.5mg/kg 或 3mg/kg)治疗缺铁的儿童血液透析患者的安全性和有效性。结果表明疗效和安全性具有可比性,且两种剂量均无不良事件[79]。根据该研究结果,CKD5 期血液透析患儿治疗缺铁的葡萄糖酸亚铁首次剂量推荐为 1.5mg/kg,给予 8 个治疗剂量,无缺铁的 CKD5 期血液透析患儿予以每周 1mg/kg 剂量并根据 TSAT 和(或)铁蛋白水平调整[79,80]。蔗糖铁也可用于 CKD 儿童患者[81],但尚未有 RCT 研究这个人群。虽然很少会有 CKD5 期腹膜透析和非透析 CKD 儿童对口服铁剂治疗出现无反应或无法耐受,但肠外铁剂治疗由于需要静脉通路的原因而在儿童中应用受到限制。

铁剂治疗注意事项

2.3 推荐首次静脉应用右旋糖酐铁(1B)时,或建议首次静脉应用非右旋糖酐铁(2C)时,输液后监测患者 60 分钟,并应配备复苏设备(包括药物)和受培训人员以应对可能出现的严重不良反应。

依据

任何静脉铁剂均可能与潜在的严重急性反应相关[82-91]。最需要重视的症状是低血压和呼吸困难,最严重的情况可能出现过敏反应。上述现象机制尚不明确,但可能涉及免疫机制和(或)自由、活性铁离子释放进入循环系统导致氧化应激,急性反应机制可能因不同铁准备而不同。右旋糖酐铁可造成过敏反应。过敏反应率在 0.6% ~ 0.7% 的患者出现。小分子的右旋糖酐铁发生严重不良反应事件的概率可能较超大分子量的右旋糖酐铁低[92-96]。

尚无很好的研究表明非葡聚糖静脉铁少有过敏和其他严重威胁生命的潜在反应。严重的反应包括严重低血压，即便罕见但仍可能在非葡聚糖静脉铁剂中出现。应警惕任何静脉铁剂均可出现严重的即刻反应。由于右旋糖酐铁出现该反应速度可能会更大,我们建议首次右旋糖酐铁静脉应用时应准备复苏药物并培训人员应对可能出现的严重不良反应。研究结果表明上述建议对首次应用非右旋糖酐铁化合物时并不强。在美国,Ferumoxytol 的 FDA 授权标签上注明患者需观察直至给药后 60 分钟。这可能对使用包括羧基麦芽糖铁（ferric carboxymaltose）和异麦芽糖酐铁（iron isomaltoside）等所有新型铁制剂的静脉铁药物来说都是一个合理建议。

感染时铁剂应用

2.4 避免对活动性全身感染的患者应用静脉铁剂（未分级）

依据

铁对包括多种细菌、病毒、真菌、寄生虫和蠕虫在内的大多数病原体增长和扩散都是必需的,并对机体免疫功能、对微生物的宿主反应更具有微妙的影响[97]。在动物模型中,铁超负荷可导致细胞内细菌或真菌的抗感染能力受损[98-101]。在人体中,组织铁过量一直被认为是获得某种感染的危险因素及感染预后不佳的危险因素。但 CKD 患者的数据相互矛盾[102-104]。由于目前证据尚无法表明 CKD 患者对感染的风险是否增加,或感染时给予静脉铁剂治疗的预后是否较差,工作小组不推荐患者有明确活动性全身性感染时予以静脉铁剂治疗。

研究指南

目前对各阶段的 CKD 患者进行铁状态检测和补充铁,特别是静脉补铁等方面仍不明确。因为缺乏大样本、前瞻性的临床试验可用于评估临床预后和毒性;目前研究大多数是小样本、短期研究,且主要集中在使用替代制剂使血红蛋白水平增加及减少 ESA 剂量。未来的研究应解决一些重要的问题包括:

- 维持特定血红蛋白水平及其他临床结果的不同治疗策略,包括 ESA 剂量和补铁的比较效益?
- 是否有可能,或者在什么情况下对 CKD 患者可予以单独铁治疗而不使用 ESA(或仅对血红蛋白特别低的患者予以 ESA 抢救治疗)?

- 长期静脉补铁是否有毒性,若有,在什么情况下会在 CKD 人群中出现?
- 对于铁蛋白>500～800ng/ml(500～800μg/L)的患者应用静脉铁同时予以或不予 ESA 剂量增加,是否安全并能临床获益?
- 可供指导开始治疗、维持治疗,并终止补铁的最佳实验室检测指标是什么?
- 对 CKD 患儿显然仍有许多需要学习之处,其中包括铁性贫血的管理。

免责声明

虽然出版商、编委员会及 ISN 尽力避免任何不准确或具误导性的资料、意见或声明出现在本杂志,但他们仍希望明确出现在此处的论著及广告的数据和意见与版权持有人或广告商的责任有关。因此,出版商和 ISN、编辑部和他们的雇主、办公室和代理商不接受任何因不准确或具误导性的资料、意见或声明所带来的责任。虽然尽一切努力以确保药物的剂量和其他数量准确,建议读者在涉及药物的使用,在本杂志描述的新方法和技术上,遵循结合药品生产企业自己公开发表的文献。

补充材料

附表2:CKD 血液透析患者中静脉铁剂联合 EPO vs. EPO 治疗的 RCT 研究汇总(分类结

果)

附表 3:CKD 血液透析患者中静脉铁剂联合 EPO vs. EPO 治疗的 RCT 研究汇总(连续结果)

附表 4:CKD 血液透析患者中静脉铁剂联合 EPO vs. EPO 治疗的副反应的 RCT 研究汇总(连续结果)

附表 5:多变量分析中累积铁剂量和临床预后的相关性

附表 6:多变量分析中铁状态和临床预后的相关性

补充材料可通过在如下链接找到在线版本

http://www. kdigo. org/clinical_practice_guidelines/anemia. php

第 3 章 慢性肾脏病贫血治疗中 ESA 及其他药物*的使用

ESA 的初始治疗

背景

20 世纪 80 年代重组人促红细胞生成素（rHuEPO）在临床实践中的引进和应用是对慢性肾脏病（CKD）患者贫血治疗的一个重要突破。rHuEPO 的研发目的是为了替代 CKD 进程中出现的内源性红细胞生成素（EPO）不足。目前对贫血的主要病因是由于肾脏产生 EPO 能力丧失，还是由于最近提出的肾脏对氧感应受损尚不明确[105]。

早年，整个肾脏病学界将 rHuEPO 治疗视为对血红蛋白（Hb）降至极其低下水平以至于存在输血依赖性的长期透析患者有效的治疗。

---

* 其他药物不包括已在第 2 章涉及的铁制剂

rHuEPO 对于并发严重贫血和贫血相关症状、体征的慢性肾脏病患者有明确的即时效应。此外,停止常规输血也是其另一主要益处,可降低乙型、丙型肝炎等血源性病毒性传染病的发生,减少等待肾移植时间延长或肾移植失败过程中出现的同种致敏现象,减少移植后排异,减少输血相关含铁血黄素沉积症的发生[106-109]。

rHuEPO 进入临床应用后最初主要限制性用于治疗合并最严重贫血的透析患者。逐渐地,其适应证扩展到绝大部分合并肾性贫血的透析患者,并且在一些没有因 rHuEpo 价格高而限制其应用的国家,rHuEPO 也用于 CKD4 ~ 5 期的贫血患者。

治疗后血红蛋白靶目标也逐渐上调,多设定至正常范围内。完全纠正贫血的理论基于病理生理方面的考虑以及无数观察性研究均显示血红蛋白浓度上升至正常范围与中间指标(例如,左心肥大[110])和患者预后硬性指标(例如,心血管事件[111-113]、住院率[114]及死亡[115,116])均成负相关。值得注意的是,最近一项研究显示,CKD5 期透析患者未经治疗时血红蛋白浓度大于 12g/dl(120g/L)与其死亡风险增加无相关性[117]。然而,流行病学研究得出的慢性肾脏病患者需完全纠正贫血的结论并未得到 CKD5 期透析患者 Normal Hematocrit Study 研究[118]及最近几项大型慢性肾脏病患者队列

RCT的证实(在线版补充表格7)。

CKD5期透析患者如不纠正贫血,血红蛋白浓度通常低于8g/dl(80g/L),而CKD非透析患者除非已接近透析或存在其他致病因素,通常血红蛋白水平更高。是否需要开始促红细胞生成素治疗应根据RCT得出的循证学依据。然而,评价ESA治疗的RCT存在很多差异,尤其在患者分组、研究设计、基线血红蛋白、目标血红蛋白、临床疗效的评价和有意义的临床改善指标的定义上。

针对ESA的随机对照试验结果包括死亡率、心血管和肾脏终点事件、安全性、生活质量(QoL)、输血和费用等预后相关性研究。对于CKD5期透析患者生活质量的结果尤其重要,对一部分患者来说,由于其预期寿命相对较短,贫血引起的相关症状(例如,体力下降、劳累、身体机能减退和活动耐力下降)更常见并产生不良影响,因此生活质量的改善可能比心血管事件和死亡率更为重要[119]。然而,生活质量同临床改善的重要性一样非常难以量化。另外,除非在严格的双盲条件下评估,否则生活质量的评价结果仍有待商榷。如前述,避免输血也很重要。

本指南涉及的CKD患者贫血治疗或不治疗的指征同样适用于移植肾CKD4~5期患者。值得重视的是,频繁输血可增加肾移植后同种异体反应性及排异风险[120]。此外,近期一项 RCT 研究证实肾移植后早期应用 ESA 纠正贫血可减少进展至移植物肾病的风险,但是否能改善硬性终点指标尚未明确[121]。

3.1　初始 ESA 治疗前需处理所有可纠正的致贫血病因(包括铁缺乏和炎症状态)。(未分级)

依据

慢性肾脏病患者在诊断贫血后,考虑采用 ESA 治疗前,应先纠正其他可逆的致贫血因素。最重要的是,该推荐是基于观察到明确合并铁缺乏或铁利用障碍("功能性铁缺乏")的慢性肾脏病患者通常在补铁治疗后血红蛋白会升高(详见第 2 章)。然而,纠正其他缺乏状态同样可改善贫血。合并炎症性疾病(包括细菌和病毒感染)的患者,改善炎症状态能提高血红蛋白浓度。

除了促红细胞生成素缺乏外,应积极寻找其他可控因素。如同其他任何疾病状态,能治愈的病理状态应该首先得到纠正。例如,除非严重的系统性细菌感染或严重的继发性甲状旁腺功能亢进得以彻底治疗,否则 ESA 治疗不太可能完全有效地提高血红蛋白浓度(在线版补充表格 8)。当多种因素参与导致慢性肾脏病患者贫血时,即使主要原因为肾脏促红细胞生成素合成障碍,合理的治疗应包括对所有潜在致病因素的纠正。

3.2 在初始和维持 ESA 治疗时,我们推荐权衡利弊,评估患者个体减少输血和贫血相关症状的潜在优势和治疗风险(例如:脑卒中,血管通路失功,高血压等)。(1B)

依据

严重贫血的治疗

有足够的客观证据支持对血红蛋白小于 9g/dl(90g/L)的患者治疗能减少输血并提高生活质量。然而,ESA 治疗重度贫血的安全性尚未在大型安慰剂对照研究中得到评价。

1990 年加拿大促红细胞生成素研究组报道了一项纳入 118 例 CKD5 期血液透析患者的双盲 RCT。在血红蛋白小于 9g/dl(90g/L)的患者中使用 ESA 治疗,随机分为 3 组[对照组,低 Hb 目标组 Hb 目标在 9.5~11g/dl(95~110g/L),高 Hb 目标组则大于 11g/dl(110g/L)][122]。基线 Hb 在 7.0g/dl(70g/L),平均每年需要输血 7 次。8 周后,58%(N=23/40)对照组患者输血,2.5%(N=1/40)Hb 目标在 9.5~11g/dl(95~110g/L)组的患者输血。6 个月后,低 Hb 目标组患者较对照组有显著的乏力、机体功能、6 分钟步行试验(6 minute walking tests)改善,但低 Hb 目标组和高 Hb 目标组之间没有差异。在一项开放的纳入 83 例 CKD 非透析 Hb<10g/dl(<100g/L)患者的 RCT 中,也报道了治疗组患者体力及身体功能显著改善[123]。

中度贫血的治疗

几项大型的 ESA 治疗 RCT 针对基线 Hb>10g/dl(>100g/L)的患者[118,124-128]。其中 5 项研究比较 ESA 治疗完全纠正贫血与 ESA 治疗部分纠正贫血[118,124-126,128],有一项研究与对照组比较[127]。为了正确地评估主观或临床医师判定的终点,尤其是生活质量评价、透析开始和输血,双盲的实验设计非常重要。值得注意的是,6 项研究中仅 3 项为双盲的:1998 年 Normal Hematocrit Study[118]、2005 年 Canada-Europe Study[126]和 2009 年 TREAT 研究[127]。The Scandinavian Study[125],CREATE[124] 及 CHOIR[128] 研究均为开放性研究。

Besarab 等[118]报道的 The U. S. Normal Hematocrit Trial 是第一项对大多数透析患者需要完全纠正贫血假说提出质疑的 RCT。使用阿法依伯汀(epoetin-alfa)治疗 1233 例合并有症状的心力衰竭或缺血性心脏病的慢性肾脏病 5 期血液透析患者,分为部分纠正贫血组和完全纠正贫血组。最终血细胞比容目标分别为 31% 和 40%。促红细胞生成素治疗的正常血细胞比容组 183 例死亡,19 例心肌梗死,有 202 项终点事件,而促红细胞生成素部分纠正贫血组 164 项终点事件(150 例死亡,14 例心肌梗死)。主要终点事件相对危险度为 1.3(95% CI 为 0.9~1.9),期中分析未达到统计学意义(即使 $P=0.03$)。该研究提前终止,并不是因为模棱两可的结果,而是因为干预组可能造成伤害,最初的假设难以证实,干预组 39% 前臂血管通路血栓形成,对照组 29% 前臂血管通路血栓形成($P=0.001$)。

　　Parfrey 等[126] 报道的 The Canada-Europe 双盲试验纳入了 596 例无有症状心脏病的 CDK5 期血液透析患者(18% 为糖尿病肾病患者),随机分为阿法依伯汀完全纠正贫血组:Hb 目标为 13.5~14.5g/dl(135~145g/L)和部分纠正贫血组:Hb 目标为 9.5~11.5g/dl(95~115g/L)。比较完全纠正贫血是否对左心室容积和质量指数更有益。最终达到的 Hb 值分别为 13.1g/dl 及 10.8g/dl(131g/L 及 108g/L)。在 2 年的研究期间,两组之间左心室容积或质量指数无差异。值得注意的是,完全纠正贫血组患者脑卒中(次要终点)的发生率较部分纠正贫血组显著升高,但是发生脑卒中的患者绝对数很少。可以预计,高 Hb 组较低 Hb 组显著减

少了输血,但是收益却有限:虽然 2 年间高 Hb
组仅 9% 患者输过血,而低 Hb 组有 19% 患者
输过血($P=0.004$),高 Hb 组每年每患者输血
次数为 0.3,而低 Hb 组每年每患者输血次数为
0.7($P<0.0001$)[129]。另外,在预先设定的活
动能力和疲惫度的方面,生活质量显著
改善[126,130]。

Drueke 等[124]报道的 European CREATE 研
究旨在证明 CKD 早期而非 ESRD 开始 ESA 治
疗并完全纠正贫血较部分纠正贫血能减少心血
管事件的优势。在这个研究中纳入 603 例
CKD3 ~ 5 期患者(20% 合并糖尿病),采用阿法
依伯汀治疗,随机分为两组:Hb 目标为 13.0 ~
15.0g/dl(130 ~ 150g/L)组和 Hb 目标为 10.5 ~
11.5g/dl(105 ~ 115g/L)组。最终 Hb 分别达到
13.5g/dl 及 11.6g/dl(135g/L 及 116g/L)。高
Hb 组中需要透析的患者显著多于低 Hb 组。
然而 3 年间两组 GFR 下降无差异。生活质量
的一些方面,包括身体功能和活动能力,高 Hb
组有显著性改善,但是由于研究是开放性的,所
以所得结果需要谨慎解释。

Singh 等[128]报道的 The U.S. CHOIR Study
同样旨在证明在尚未透析的 CKD 患者中用
ESA 治疗完全纠正贫血较部分纠正贫血能减
少心血管事件、死亡率。在此项研究中,1432
例 CKD 3 ~ 4 期患者(49% 合并糖尿病),纳入

阿法依伯汀治疗,随机分成两组,Hb 目标 13.5g/dl(135g/L)和 Hb 目标 11.3g/dl(113g/L)。退出率很高:17% 的患者因行肾替代治疗退出,21% 有其他原因。该研究在中期分析后提前终止,平均研究时间为 16 个月。Hb 达到水平分别为 12.6 和 11.3g/dl(126 和 113g/L)。在这个时间节点,完全纠正贫血组有 125 例患者而部分纠正贫血组仅有 97 例患者达到了主要心血管事件终点(P=0.03)。两组之间生活质量无显著差异,但是由于研究为开放性的,结果同样需要推敲。

最后,Pfeffer 等[127]报道的阿法达贝泊汀(darbepoetin-alfa)对 2 型糖尿病和慢性肾脏病国际研究(TREAT)在 4038 位 CKD3～4 期患者中评估了心血管和肾脏终点事件。值得注意的是,这是目前规模最大的、实验设计最好的、安慰剂对照和双盲的 ESA 研究。患者随机分为两组,一组阿法达贝泊汀治疗,Hb 目标为 13.0g/dl(130g/L),另一组安慰剂治疗,当 Hb<9.0g/dl(<90g/L)时给予补救性阿法达贝泊汀。Hb 最终分别达到 12.5g/dl 和 10.6g/dl(125g/L 和 106g/L),研究平均随访时间为 29 个月。两组在死亡或心血管事件(第一主要终点)和死亡或 ESRD(第二主要终点)这两个主要研究终点上无差异。死亡或心血管事件的相对危险度为 1.05(95% CI 为 0.94～1.17),死

亡或 ESRD 的相对危险度为 1.06(95% *CI* 为 0.96 ~ 1.19)。然而脑卒中的风险明显提高(*HR* 为 1.92;95% *CI* 为 1.38 ~ 2.68),虽然脑卒中的绝对风险较小:高 Hb 组为 5.0% 患者发生脑卒中,对照组 2.6%(*P* < 0.001)。既往有脑卒中史的患者再发脑卒中绝对风险增加 11%,高 Hb 组患者脑卒中发生风险的增加 12%,对照组 4%。高 Hb 组发生静脉血栓栓塞事件明显高于对照组(2.0% vs. 1.1%,*P* = 0.02)。通过事后分析发现达贝泊汀治疗贫血可能对有恶性肿瘤病史的患者有害:达贝泊汀治疗组中 14/188(7.4%)有恶性肿瘤病史的患者死亡,而对照组仅 1/160(0.6%)死亡。在治疗第 26 周,达贝泊汀组 FACT-fatigue(癌症治疗-疲劳)评分显著高于对照组,但该结果临床意义不大,因为高 Hb 组有 55% 患者在劳累评分中有所改善,而对照组有 50% 患者有改善。对照组输血的频率较高 Hb 组增加(25% vs. 15%)。TREAT 研究的利弊表现为高 Hb 目标组以一次脑卒中的代价避免了 5 次输血[131](在线版补充表格 9 ~ 19)。TREAT 研究中一个很大亚组的患者在 97 周内进行了 FACT-fatigue、SF-36 和 EQ-5D 评分来评估生活质量。与对照组相比,达贝泊汀组在 97 周内在劳累和整体生活质量上有较小但持续的改善,但是在体力和身体功能上无改善。而脑卒中对劳累和

身体功能有较大负面影响[132]。

荟萃分析

由于不同 RCT 入选患者的异质性、实验设计和质量的差异、终点事件定义差异,运用荟萃分析的方法评估慢性肾脏病的 ESA 治疗存在问题。从 RCT 的报告中提取综合数据建立荟萃分析的数据库同样有限制,因为个体患者的数据更可靠。最近的一项荟萃分析[133]总结出慢性肾脏病患者血红蛋白浓度越高,增加脑卒中(RR 为 1.51;95% CI 为 1.03 ~ 2.21)、高血压(RR 为 1.67;95% CI 为 1.31 ~ 2.12)、血管通路栓塞(RR 为 1.33;95% CI 为 1.16 ~ 1.53)的风险,以及有可能增加死亡(RR 为 1.09;95% CI 为 0.99 ~ 1.2)、严重心血管不良事件(RR 为 1.15;95% CI 为 0.98 ~ 1.33)或 ESRD(RR 为 1.08;95% CI 为 0.97 ~ 1.20)的风险。我们的观点是,由于荟萃分析中纳入研究患者的异质性和干预的差异,更应该相信大规模、安慰剂对照、双盲的临床试验及 TREAT 的结果。TREAT 与荟萃分析结果不同之处在于:TREAT 研究显示高 Hb 达贝泊汀治疗组与低 Hb 安慰剂组相比,两个主要复合终点心脏(心血管事件发生率和死亡率)及肾脏(ESRD 发生率和死亡率)事件无差异[127]。

现有的关于生活质量的荟萃分析由于纳入

开放性研究的数据、采用不同的生活质量评价工具、不同 RCT 实验设计差异、一些研究选择性报道生活质量的某些方面、有临床意义的生活质量改善的定义不同而使结果的评判显得更为复杂[119]。最近有两篇系统性综述[134,135]提示血红蛋白达到 10 ~ 12g/dl（100 ~ 120g/L）时，患者的生活质量提高最为明显。对 CKD 非透析患者该综述关注体力和身体机能[134]，而对 CKD5 期透析患者该综述关注身体机能和运动耐受性[135]。

3.3 我们推荐 CKD 合并活动性恶性肿瘤患者，应用 ESA 治疗时需谨慎，尤其是预计可治愈的肿瘤患者(1B) 以及既往有脑卒中史(1B)或恶性肿瘤病史(2C)患者。

依据

美国临床肿瘤协会[136]和美国血液病协会[137]建议在合并有活动性恶性肿瘤患者，特别是有希望治愈的患者，运用 ESA 治疗需非常谨慎。这个建议也得到针对慢性肾脏病患者的 TREAT 研究析因分析结果的支持：TREAT 研究显示达贝泊汀治疗组有基线期恶性肿瘤病史的患者较对照组死亡率显著增高[127]。

TREAT 研究中达贝泊汀治疗组既往有和无脑卒中史患者发生脑卒中的相对风险相同（均翻倍）。然而有脑卒中既往史的患者绝对危险度增高(两组均是),在达贝泊汀组更高,29个月内达贝泊汀组有脑卒中史患者绝对风险为 8%,对照组无既往史患者绝对风险1%[138]。因此,工作组认为对既往有脑卒中史患者进行 ESA 治疗需非常谨慎。

3.4.1 **Hb ≥ 10.0g/dl (≥ 100g/L) 的成人 CKD 非透析患者,不建议开始 ESA 治疗。(2D)**

3.4.2 **Hb < 10.0g/dl (< 100g/L) 的成人 CKD 非透析患者,建议需根据患者 Hb 下降程度、先前对铁剂治疗的反应、输血的风险、ESA 治疗的风险和贫血合并症状,决定是否开始 ESA 治疗。(2C)**

3.4.3 **成人 CKD5 期透析患者,为避免 Hb 跌至 9.0g/dl (90g/L) 以下,建议 Hb 在 9.0 ~ 10.0g/dl (90 ~ 100g/L) 时开始使用 ESA 治疗。(2B)**

3.4.4 **部分患者 Hb 高于 10.0g/dl(100g/L) 时开始 ESA 治疗能改善其生活质量,所以需要个体化的治疗。(未分级)**

3.4.5 **对于 CKD 患儿,在起始 ESA 治疗时需平衡风险和获益(如生活质量改善、学校出勤率及表现、减少输血等)来界定相应 Hb 靶目标。(2D)**

依据

TREAT 研究显示在 CKD 非透析患者中，高 Hb 组使用达贝泊汀治疗具有危害性。对照组患者当 Hb 下降小于 9.0g/dl(90g/L)时给予达贝泊汀补救治疗可将平均 Hb 达到 10.6g/dl(106g/L)，但大部分患者没有使用补救治疗[127]（在线版补充表格 15~19）。

目前没有证据显示在 CKD3~5 期成人患者中通过治疗将 Hb 提升到正常范围可带来益处。然而，当 Hb 下降至 10g/dl(100g/L)以下时，工作组也不认为所有患者均需要开始 ESA 治疗，特别是 Hb 下降速度很缓慢时。建议 CKD 非透析患者 Hb>9.0g/dl 且<10.0g/dl(>90g/L 且<100g/L)时是否开始 ESA 治疗应个体化评估患者需要输血的风险以及患者是否有贫血引起的症状，尤其是部分患者更可能需要输注红细胞或更易出现贫血相关症状和体征（在线版补充表格 15~19）。

成人血液透析患者血红蛋白下降速度较非透析患者快，如果不治疗，血红蛋白通常会降至 8g/dl(80g/L)以下[122]。由于血液透析患者 Hb <9g/dl(90g/L)时输血风险增高，工作组建议应采用 ESA 治疗预防 Hb 下降至 9.0g/dl(90g/L)以下，在临床工作中，当患者 Hb 在>9.0g/dl 至<10.0g/dl[>90g/L 至<100g/L]之间，应该

开始治疗(在线版补充表格 9 ~ 14)。

然而,在成人 CKD3 ~ 5 期和 5 期透析患者中可能存在一群亚组患者,让其 Hb 下降至 10g/dl(100g/L)以下不太合适,尤其是对老年患者,他们更易出现贫血相关症状和体征,更需要输注红细胞。

此外,合并有严重贫血的成人慢性肾脏病患者的身心健康和生活质量会受到严重受损。

Epoein-alfa 治疗透析患者的 RCT 研究表明 Hb<10g/dl(<100g/L)患者治疗后达到靶目标 10 ~ 12g/dl(100 ~ 120g/L)后可改善体能[134,135]。血红蛋白上升到哪个阈值后这几项指标将不再进一步改善的问题尚无答案,尤其对未合并糖尿病的 CKD 非透析患者和伴或不伴糖尿病的 CKD5 期透析患者。

目前尚无 RCT 研究评价 CKD 贫血患儿使用 ESA 治疗的硬性终点。因此,在 CKD 患儿的 Hb 靶目标需根据成人靶目标及儿科背景下的临床经验作相应调整。靶目标的上下限是根据专家建议设定的,并无儿科相关证据支持。儿童特有的一系列因素如与年龄相关的 Hb 正常值变异,以及儿童与成人在生活质量、生长发育、心理等方面的差异,使得其 Hb 靶目标难以仅根据成人数据界定[58]。仅有少数研究表明 CKD 患儿 Hb<9.9g/dl(<99g/L)时,较 Hb 9.9g/dl(<99g/L)死亡率[139]和左心室肥厚发

生率增加[140,141],活动耐量下降[142]。CKD 患儿的血细胞比容作为连续变量评估时,与生活质量评估量表中健康及活动评分成正相关[143]。

ESA 维持治疗

3.5.1 总体来说,成人 CKD 患者不建议应用 ESA 治疗维持 Hb > 11.5g/dl (115g/L)。(2C)

3.5.2 部分患者 ESAs 治疗时 Hb 高于 11.5g/dl(115g/L)能改善其生活质量,所以需要个体化的治疗,但也需注意相应风险。(未分级)

依据

对于成人 CKD 患者通常 Hb 目标上限≤11.5g/dl(≤115g/L)的建议是基于近期几个主要的 RCT 结果的综合解读,维持更高的 Hb 水平可能弊大于利。值得注意的是,2007 年对 KDOQ I2006 版贫血指南的更新已经将 Hb 目标上限定为 12g/dl(120g/L),不超过 13g/dl (130g/L)[51]。目前指南建议一般 Hb 上限不超过 11.5g/dl(115g/L)是基于在 ESA 治疗的 RCT 中对照组的 Hb 一般不超过 11.5g/dl (115g/L),目前没有依据证明 Hb 在 11.5 和 13.0g/dl 之间(115 和 130g/L)的益处。高 Hb

目标通常与不良预后相关。

工作组承认当 Hb 大于 11.5g/dl(115g/L) 时部分患者的生活质量有所提高。这一观点得到几个主要的、具有异质性的生活质量 RCT 结果的支持:双盲的 Canada-Europe Study 和开放的 CREATE 研究显示更高的 Hb 水平可显著提高某些方面的生活质量的评分且这一改善可能具有临床意义[124,126,130]。双盲的 TREAT 研究认为高 Hb 带来的生活质量改善有限[127,132],而开放的 CHOIR 研究并未观察到改善[128](在线版补充表格 9～19)。

当然我们不能忘记 TREAT 研究的背景,所有 CKD 患者均合并 2 型糖尿病。这一亚组患者可能较无糖尿病者更难达到生活质量的改善。

有出血倾向的患者将其 Hb 目标从 11.5g/dl(115g/L) 提高到 13g/dl(130g/L) 可能比较合适,因为 8 项 RCT 结果显示这样可以减少输血需求[133]。

很明显,将 Hb 目标从 11.5g/dl(115g/L) 提高到 13g/dl(130g/L) 需要权衡随之而增加的不良风险。对于希望通过完全纠正贫血而获益的患者应明确解释这一观点。

3.6　所有成人患者,不建议刻意应用 ESA 将 Hb 升高至>13g/dl(130g/L)。(1A)

依据

强烈建议避免将 Hb 纠正至大于 13g/dl(>
130g/L) ,是基于对近期几个大型 RCT 结果的
综合解读,更高的 Hb 目标较低 Hb 目标弊大于
利,其会增加脑卒中[126,127]、高血压[133]、血液透
析患者血管通路栓塞的风险[118]。TREAT 研究
并没有发现达贝泊汀治疗组和安慰剂对照组,
在严重心血管事件和肾脏事件发生率上存在差
异,但是一项荟萃分析指出低 Hb 组死亡率更
低[127]。因此,CREAT 研究[124]报道的肾脏事
件发生率增加和 CHOIR 研究[128]报道的心血
管事件发生率增加并没有在更大型的 TREAT
研究中得到进一步证实[127]。然而,近期的一
项荟萃分析指出更高的 Hb 靶目标与死亡风险
增加相关[133](在线版补充表格 9 ~ 19)。

该条建议不适用于已具有较高 Hb 水平的
合并症患者(如发绀型心脏病)。

**3.7　所有儿童 CKD 患者,接受 ESA 治疗建议
Hb 浓度控制在 11.0 ~ 12.0g/dl(110 ~
120g/L) 范围内。(2D)**

依据

正如前文所提到的,观察性研究表明高 Hb
的 CKD 患儿具有较好的存活率[139]和(或) 运
动耐量[142]。此外,最近一项北美儿童肾病试

验协作研究（North American Pediatric Renal Trials and Collaborative Studies，NAPRTCS）回顾性分析发现儿童CKD患者低Hb较正常Hb儿童住院率增高[144]。然而，就成人CKD患者研究经验来看，从观察性治疗研究的结果得出硬性终点结论需要非常谨慎。换言之，将成人研究结果直接应用于儿童患者并不可行，因为两者的CKD病因，由年龄所造成的生长发育，CKD合并症等均有所不同。

ESA 剂量

3.8.1 推荐根据患者 Hb 浓度、体重和临床情况决定 ESA 初始治疗剂量。(1D)

3.8.2 推荐根据患者 Hb 浓度、Hb 浓度变化值、目前 ESA 剂量和临床情况调节 ESA 剂量。(1B)

3.8.3 需要下调 Hb 浓度时，建议减少 ESA 剂量而非停用 ESA。(2C)

3.8.4 以下情况时需重新评估 ESA 剂量（未分级）：

- 患者存在 ESA 相关不良反应
- 患者合并急性或进展性疾病，可能导致 ESA 反应低下（见 3.13.1～3.13.2）

依据

关于 ESA 起始治疗,剂量调整和调整速度的建议与 2006 年 KDOQI 贫血指南[50]相似。一般说来,ESA 起始治疗的目的就是每月将 Hb 浓度上升 1.0～2.0g/dl(10～20g/L)。这与 ESA 治疗 CKD 相关贫血的研究结果相一致:治疗前 4 周 Hb 浓度上升 0.7～2.5g/dl(7～25g/L)。然而,需要避免 4 周内 Hb 上升大于 2.0g/dl(20g/L)。

Hb 上升速度很大程度取决于患者个体对 ESA 治疗的反应性。女性,既往有心血管病史,有铁缺乏、炎症、超重的患者可能对 ESA 反应减弱[145]。反应性同样取决于初始剂量、治疗频率、给药方式。当使用阿法依伯汀,倍他依泊汀(epoetin-beta)和达贝泊汀时需考虑治疗频率及给药方式,使用 CERA(持续性促红细胞生成素受体激动剂[甲氧基-聚乙二醇-红细胞生成素-β])时无需考虑。20 年前当 ESA 治疗刚被引入临床实践时,严重贫血的患者在起始治疗阶段的前 3 个月往往会出现高血压,也有少数患者出现癫痫。虽然未经证实,这些事件的发生可能与过快升高 Hb 浓度有关。

阿法依伯汀或倍他依泊汀起始剂量一般为每周 3 次,每次 20～50IU/kg。阿法达贝泊汀起始剂量一般为每周 1 次皮下或静脉注射

0.45μg/kg，或每 2 周 1 次皮下注射 0.75μg/kg。CERA 起始剂量为每 2 周 1 次，每次 0.6μg/kg，CKD 非透析患者使用皮下注射，CKD 透析患者可使用静脉注射；CKD 非透析患者也可为每 4 周 1 次皮下注射，每次 1.2μg/kg。基线 Hb 水平越高，所需起始 ESA 剂量越低，而 CERA 的起始剂量无需改变。有心血管病史、血栓栓塞性疾病史或癫痫史、高血压的患者，应给予最小起始剂量。如 Hb 不达标，阿法依伯汀或倍他依泊汀可每 4 周增加 1 次，每周剂量 3×20IU/kg。加量频率应小于每月 1 次。如果 Hb 已上升接近 11.5g/dl（115g/L），需要在先前治疗剂量的基础上减量 25%。如果 Hb 继续上升，需要停药观察，直至 Hb 开始下降时再开始治疗，在先前剂量基础上减量 25%。或者可增加监测频率（如每周测定 1 次 Hb），根据网织红细胞水平进一步分析 Hb 上升原因后再决定是否停用。如果 2 周内 Hb 上升大于 1.0g/dl（10g/L），需要减量 25%。如存在 ESA 低反应或无反应，请参照建议 3.13.1～3.15.2（在线版补充表格 20）。

　　Hb 达到目标后仍可能需要进行治疗剂量的调整。注意，在临床实践中，达标后的 Hb 很可能会在最合适的 Hb 范围上下波动。因此，需要小心地调整治疗剂量。一般来说，ESA 剂量调整需在起始治疗 4 周后开始。调整剂量的速度要根据起始治疗期间 Hb 上升速度、维持治疗期 Hb 的稳定性和监测 Hb 的频率决定。门诊患者最小调整治疗间歇应为 2 周,因为调整治疗后的效果不会在更短时间内显示。当需要 Hb 下降时,ESA 的剂量需要下调,有时可以停药。不停药,尤其长期不停药,可能延迟 Hb 下降至目标范围的时间。这样可导致 Hb 呈周期性在目标范围上下波动[146]。在美国 CKD5 期透析患者研究中发现 Hb 的波动是死亡的独立预测因素[147],但是在大型欧洲 CKD5 期透析患者队列研究中未被证实[148]。

CKD 患者每次住院时,他的主治医师都应该评估或再评估该患者 ESA 的治疗需求。严重的感染、术后状态都可能很大地影响患者对 ESA 的反应性。如果出现难以纠正的贫血和严重的 ESA 反应缺陷,应该选择输注红细胞而不是采用 ESA 治疗或增加 ESA 治疗剂量。

ESA 给药方式

3.9.1 **CKD5 HD、血液透析滤过(HDF)和血液滤过(HF)的患者,建议选择静脉或皮下注射 ESA。(2C)**

3.9.2 **CKD ND 和 CKD5 PD 患者,建议皮下注射 ESA。(2C)**

依据

如 2006 版 KDOQI 指南[50]指出,给药方式应该根据 CKD 分期、治疗条件、疗效和 ESA 种类决定。对于进行间歇性血液透析或血滤的 CKD 5D 患者,皮下或静脉给药均可行。对于门诊 CKD 3~5 期或腹膜透析患者,皮下注射是唯一可行的方式。一项大型多中心 RCT 显示 CKD 5HD 患者使用皮下注射短效 ESA 效果优于静脉给药[149]。然而,另一项小样本量的 RCT 并没有发现对 CKD5D 患者皮下给药优于静脉给药[150]。长效 ESA 皮下给药和静脉给药的效果相似[151-153]。另外,CKD 5D 患者一般更愿意静脉注射,因为皮下注射会引起疼痛(在线版补充表格 21-24)。

给药频率

3.10 建议根据 CKD 分期、治疗策略、疗效、患者耐受性和喜好、ESA 类型,决定 ESA 治疗的频率。(2C)

依据

ESA 给药频率取决于疗效、方便性和舒适性的考虑。只有在不同 ESA 相应的治疗频率范围内给药,疗效才能达到最大化。例如,接受皮下注射或静脉注射短效 ESA 的血液透析患者,如果将阿法依伯汀给药频率从1周3次延长至每周1次[154],甚至延长至每2周1次[155],那么其疗效会减低。在长效ESA中,阿法达贝泊汀在每2周1次给药时可达到疗效最佳,甲氧基-聚乙二醇(CERA)为每4周1次[156]。当需要将短效ESA改为长效ESA时,须考虑不同药物的半衰期。每月仅给药1次的阿法达贝泊汀与每周给药3次的阿法依伯汀相比,达到使CKD患者可接受的Hb目标值,前者所需的给药次数较少[157](在线版补充表格25-28)。

当需要从一种ESA换成另一种ESA治疗时,需要考虑新的ESA药代动力学和药效动力学的因素。生产企业提供了从阿法依伯汀或倍他依泊汀转变为阿法达贝泊汀或CERA的剂量换算公式,但需注意,由依泊汀换算至达贝泊汀的换算率不成线性关系。

当使用不同类型获批的ESA时(FDA或EMA批准的仿制药),药商提供的药品信息需仔细甄别。

ESA 类别

3.11.1 推荐权衡药代动力学、安全性、临床疗效、花费和可获得性,来选择ESA的类型。(1D)

3.11.2 建议使用被独立管理机构批准使用

的ESA,尤其是ESA的"仿制"物,
应使用真正的生物仿制剂。(2D)

依据

如前阐释,选择短效还是长效ESA需要考虑很多不同的因素,包括患者主观的因素和国家政策的考虑。目前,就患者疗效而言,并没有证据证明某类ESA优于另一类,除了10~20年前,欧洲市场上的一款皮下注射的阿法依泊汀剂型与抗体介导的纯红细胞再生障碍性贫血(PRCA)的发生率短暂上升有关,而这个剂型没有在美国上市[158,159]。工作组认为,不同品牌的ESA在临床治疗结果上的差异很小,虽然这个观点现在还没有强有力的证据支持。(在线版补充表格29~32)

目前,全球有很多种类的短效及长效ESA,包括原药、仿制药以及未经严格科学验证、未获批的"仿制"药。每个国家的药物品种和价格均不相同。根据EMA的定义,真正的仿制药与原药并非一致,但其经过了少量同等性或非劣性研究后在欧洲获批上市。在欧洲以外的一些国家,一些仿制药上市,但没有经过同样严格的测试[160]。在任何情况下,患者安全都是药物治疗最重要的考虑因素,所以只有经独立调控部门批准的仿制药才能使用。

血红蛋白靶目标持续未达标或维持治疗失败的评估和纠正

监测频率

3.12.1 ESA 治疗初始阶段,至少每月监测 Hb 浓度。(未分级)

3.12.2 CKD 非透析患者,ESA 治疗维持阶段至少每 3 个月监测 Hb 浓度。(未分级)

3.12.3 CKD 5D 患者,ESA 治疗维持阶段至少每月监测 Hb 浓度。(未分级)

依据

ESA 治疗起始阶段:建议对 ESA 治疗的患者至少每月监测 1 次 Hb 是为了给达到并维持所需安全的 Hb 浓度提供足够的随访信息[50]。ESA 治疗剂量调整的最小间歇为 2 周,因为大多数剂型的疗效不会在更短的时间内显现出来。根据下次预计 Hb 浓度来调整 ESA 剂量。由于预测的准确性与已有数据的数量有关,Hb 监测频率是正确调整 ESA 剂量的重要决定因素。当然,支持这个观点的证据是间接的。不少 RCT 研究随机将 CKD5 HD 患者分组后根据改变 ESA 给药频率或 ESA 种类或同时改变这两个因素来达到目标 Hb 值。每周监测 Hb 和

59

每 2 周调整 ESA 治疗剂量的 RCT 在随机分组后很快就达到了稳定的 Hb 浓度[152,161,162]。相反,每月监测 Hb 并调整剂量的 RCT 随机分组后需要 6 ~ 9 个月才能达到稳定的 Hb[163],但是平均 Hb 浓度一直在目标范围内。

ESA 治疗维持阶段:在推荐的监测和剂量调整范围内,当出现 Hb 水平不稳定、Hb 浓度过高或过低以及需要血液透析时,都需要缩短随访间期,而平稳的 Hb 水平,Hb 在目标范围内、腹膜透析、CKD3 ~ 5 期、减少检验资源,使用长效 ESA(如:达贝泊汀)则可以延长随访间歇。ESA 剂量调整频率与药物作用时间长短无关:在 8 周内每周监测 1 次 Hb,发现每周 3 次短效 ESA 治疗组和每周 1 次长效 ESA 治疗组中需要调整剂量的患者数量几乎相同(分别为 44% 和 49%)[162]。

初始 ESA 治疗低反应性

3.13.1 若给予根据体重计算的合适剂量治疗 1 个月后,Hb 浓度与基线相比未增加,则定义为 ESA 低反应性。(未分级)

3.13.2 ESA 低反应性的患者,建议避免反复增加 ESA 剂量至超过根据体重计算的初始剂量的两倍。(2D)

后发性 ESA 治疗低反应性

3.14.1 稳定剂量的 ESA 治疗后,为维持稳定的 Hb 水平需要两次增加 ESA 剂量且增加的剂量超过稳定剂量的 50%,则称为获得性 ESA 低反应性。(未分级)

3.14.2 获得性 ESA 低反应性,建议避免反复增加 ESA 剂量超过稳定剂量的两倍。(2D)

ESA 治疗反应不佳的处理

3.15.1 需评估患者是初始或获得性 ESA 低反应性,以及治疗导致 ESA 低反应性的特殊原因。(未分级)

3.15.2 纠正可治疗因素后仍持续低反应性的患者,建议个体化方案治疗,考虑相对风险和获益(2D):

- Hb 水平的下降
- 如必须维持 Hb 水平,需考虑 ESA 的剂量后继续治疗
- 输血治疗

依据

对于 CKD 贫血患者,对 ESA 治疗相对抵抗是治疗中常见的问题,也是研究热点,因为

ESA 低反应性是心血管事件和死亡率重要的预测因素[164]。最近 TREAT 研究的一项报告评估了 1872 例 CKD 合并糖尿病患者达贝泊汀起始治疗每 2 周评估并调整 2 次基于体重的治疗剂量后 Hb 的反应性[145]。反应性差的患者（最低四分位的患者，治疗 1 个月后 Hb 变化小于 2%）较反应性好的患者复合心血管事件发生率更高（校正后 RR 为 1.31；95% CI 为 1.09~1.59）。虽然这个不同的效应可能与低反应性患者同时存在的其他合并症有关，也可能因为高剂量 ESA 对低反应性患者存在毒性。虽然没有经验性验证，工作组同意 TREAT 研究对低反应性的定义[145]。因为 Hb 上升小于 2% 在变异范围内，所以该变化可视为"未增加"。起始治疗的低反应性的定义基于采用目前建议的 ESA 剂量（参考 3.8.1-3.8.4 依据）。值得注意的是，根据体重计算得到的达贝泊汀皮下和静脉注射剂量相同，而对于阿法依伯汀两种途径得到的剂量是不同的。

　　如果使用低于 TREAT 研究这样的初始剂量，需考虑到 ESA 治疗反应低下的诊断。例如，美国推荐达贝泊汀初始剂量为 0.45μg/kg，每 4 周 1 次，远低于 TREAT 研究（0.45μg/kg，每周 1 次）及欧洲的剂量（0.75μg/kg，每 2 周 1 次）。如果初始剂量偏低，应允许重复增加给药至 TREAT 研究中应用的基于体重计算的两倍剂量。

虽然初始 ESA 治疗低反应性与治疗后仍持续贫血患者获得的部分或完全 ESA 治疗反应低下,这两者的区别是人为规定的,但我们认为其仍具有临床意义。

Normal Hematocrit Study 发现无论在高 Hb 组或低 Hb 组,所达到的 Hb 与终点事件(死亡或心肌梗死)呈负相关[118]。推测该研究结果中 Hb 未达标的原因是由于(多种)合并症的存在阻碍了 Hb 达标。因此,尽管不能除外大剂量 ESA 在治疗低反应性患者的毒性作用,治疗低反应性可能只是一个不良预后的标志。HEMO 的研究者也报道了目标剂量的偏倚[165]。在这项 ESRD 患者的 RCT 研究中,患者随机分为高通量透析组和低通量透析组,由计算 Kt/V 来监测。研究证明可达到的 Kt/V 与死亡率呈负相关。合理的解释是有合并症的患者无法耐受达到更高的 Kt/V,是合并症让这些患者的早死风险增高。

对其他短效 ESA 早期反应低下的定义也可延用对达贝泊汀低反应性的定义,但对于长效 ESA 如 CERA 并不适用。此时应治疗 2 个月后再评估 Hb 的反应性比较合适。对于早期 ESA 反应低下或原先 Hb 平稳但后来出现反应低下的 CKD 患者应该积极寻找并纠正造成低反应性的原因。可惜的是,除了铁缺乏以外,仅有几项可造成 ESA 低反应的可逆因素,如表 3

所示。如果发现其他因素,也应积极纠正。虽然大部分造成患者低反应性的因素往往很明显,一篇综述总结了对合并血液系统或非血液系统恶性肿瘤患者的信息值得关注。这篇综述包含了血液系统和非血液系统恶性肿瘤,也包含了各种血液系统疾病,例如地中海贫血、镰状细胞贫血、慢性病性贫血。其中骨髓异常增生综合征的患者是一种特例。如果对 ESA 有反应,其反应速度往往较慢,因此以 1 个月来定义此类患者 ESA 低反应性不适用。另外,这些骨

表3　CKD 贫血中除 ESA 缺乏以外的可逆及不可逆的病因

可逆的	潜在可逆的	不可逆的
绝对铁缺乏	感染/炎症	血红蛋白病
维生素 B_{12} 或叶酸缺乏	透析不充分	骨髓疾病
甲状腺功能减退	溶血	
ACEi 或 ARB	失血	
依从性差	甲状旁腺功能亢进	
	PRCA	
	肿瘤	
	营养不良	

缩写:ACEi,血管紧张素转化酶抑制剂;ARB,血管紧张素受体拮抗剂;PRCA,纯红细胞再障

髓增生异常综合征患者可能需要更高的ESA剂量。最后，PRCA为一种很罕见的疾病，需要特别注意（见3.17.1～3.17.3）。在部分患者中需延长观察时间以确诊ESA治疗反应低下。需要谨记的是，不论是初始可逆阶段还是获得性的ESA治疗反应低下多数只是暂时的状态，治疗反应完全丧失仅是少数情况。治疗反应低下患者需在积极纠正可治疗的病因后重新监测治疗反应性。

　　值得重视的是，成年人和儿童的ESA治疗剂量有所不同。NAPRTCS资料表明儿童需要的ESA剂量高于成年人，幼儿需要每周275～350U/kg，儿童需要每周200～250U/kg[166]。另一项在慢性血液透析患者中进行的回顾性研究表明，虽然儿童和青少年的体重偏低，但他们较成年人需要更高的ESA剂量来维持Hb靶目标[167]。这些尚缺乏RCT的证据支持。未来需要进一步研究以明确儿童ESA剂量，特别是针对婴幼儿的剂量，从而修订指南。

　　诸多近期发表的RCT析因分析均表明ESA高剂量可有毒性，特别与达到更高的Hb水平相关[145,168]。因此，总的来说应避免增加ESA剂量[169]。工作组建议初始及继发ESA治疗反应低下的最大ESA剂量不能超过以体重换算的初始剂量的4倍。

　　在临床实践中，表3和表4有助于ESA

治疗反应低下的诊疗。当尽可能纠正了所有可逆的病因后仍存在治疗反应低下,可谨慎地提高 ESA 剂量至初始剂量的 4 倍,以避免 Hb 水平进一步下降。必要时可行输血治疗以改善贫血相关症状。该治疗方案需考虑患者贫血耐受程度以及与 ESA 高剂量相关的潜在风险和获益。

表 4　ESA 治疗低反应性的诊疗方案

检查	结果及进一步措施
1. 检查依从性	若依从性差,尝试改善依从性(如自行注射者)
2. 网织红细胞计数	若大于 130 000/μl,是否有失血或溶血,结合胃肠镜及溶贫全套结果
维生素 B_{12} 及叶酸水平	若水平低下,及时补充
铁	若水平低下,及时补充
PTH	若升高,治疗甲状旁腺功能亢进
CRP	若升高,治疗感染或炎症
透析不充分	积极改善
ACEi/ARB	减量或停用
3. 骨髓穿刺活检	治疗相应疾病:异常球蛋白血症,浸润性疾病,骨髓纤维化

缩写:ACEi,血管紧张素转化酶抑制剂;ARB,血管紧张素受体拮抗剂;CRP,C 反应蛋白;PTH,甲状旁腺激素

由于 ESA 治疗低反应性带来的高发病率与死亡率及高昂的经济负担，今后需要进一步研究其病因及治疗。

辅助治疗

3.16.1 不推荐使用雄激素辅助 ESA 治疗。(1B)

3.16.2 不建议使用维生素 C、维生素 D、维生素 E、叶酸、左卡尼丁和己酮可可豆碱辅助 ESA 治疗。(2D)

依据

许多辅助治疗药物来部分替代高昂的 ESA 治疗或改善 ESA 治疗反应性。

雄激素 在 rhEpo 临床应用以前，雄激素一直是建议的治疗选择。尽管雄激素需要肌内注射，并且有例如痤疮、男性化、阴茎异常勃起、肝损、注射部位疼痛、肝紫癜症(peliosis hepatis)和肝癌风险等许多不同的不良反应，许多中心仍常规用于透析患者的贫血治疗。三个检测在 CKD5HD 患者中雄激素合并 ESA 治疗的 RCT 均为短期研究。研究中，患者均未达到目前指南建议的 Hb 水平，在两项研究中 ESA 使用剂量低于目前临床常规剂量[170-172]。这些研究均未纳入 ESA 反应低下的患者，因此雄激素在 ESA 治疗反应低下时的作用并不清楚。鉴于雄激素使用的风险及其对 Hb 水平益处的不确定性,故不推荐雄激素作为 ESA 的辅助用药。

维生素 C 有研究显示维生素 C 可增加铁蛋白、网状内皮系统对铁的释放,增加血红素合成中铁的利用[173,174]。最近一项关于 CKD5HD 患者维生素 C 治疗的荟萃分析[175] 和一些更新的小型 RCT 研究[176] 显示维生素 C 可能能够进一步提高 Hb,减少 ESA 的使用。在这七项研究中,入选患者通常存在功能性铁缺乏,在三项研究中,患者存在 EPO 低反应性(定义各不相同)[176-178]。但是所研究的患者数不多,不足以解除维生素 C 使用安全性的顾虑。因此,在透析患者长期静脉使用抗坏血酸制剂的安全性不能确定,主要的顾虑是草酸沉积症。

其他例如维生素 D、维生素 E、叶酸、L-肉碱、己酮可可碱等所知的辅助治疗,尚无可信证据。在 CKD5 HD 期患者中一些病例报道、小样本量研究和非随机研究发表,但不能提供足够循证学依据来推荐使用。对于 ESA 的辅助治疗方案的评估需要更多 RCT。

单纯红细胞再生障碍性贫血 (PRCA)的评估

3.17.1 患者接受 ESA 治疗超过 8 周,发生以下情况时需探究是否存在可能的抗体介导的 PRCA(未分级):

- **Hb 浓度突然快速下降,下降速率每周 0. 5 ~ 1. 0g/dl(5 ~ 10g/L) 或每 1 ~ 2 周需要输血治疗,且**
- 血小板和白细胞计数正常和,且
- 绝对网织红细胞计数少于 10 000/μl

3. 17. 2　患者出现抗体介导的 PRCA 时,推荐停止 ESA 治疗。(1A)

3. 17. 3　推荐使用 peginesatide 治疗抗体介导的 PRCA。(1B)

依据

极少数情况下,接受 ESA 治疗的患者会产生抗体中和外源性 ESA 和内源性促红细胞生成素,从而导致抗体介导的 PRCA,表现为突然出现的输血依赖性贫血。早期诊断、早期评估、早期治疗有助于避免这种危及生命安全疾病的严重后果。虽然在 ESA 治疗患者中较少见,抗体介导的 PRCA 在 1998 年后开始得到重视。1989—1998 年,共有 3 个报道在小部分 CKD 使用 ESA 治疗过程中发生 PRCA。自此后 PRCA 报道迅速增加,在 2002 年达到最高[159,179]。这些 PRCA 报道涉及某种皮下注射的阿法依伯汀,该药并未在美国获准上市,该药撤出市场后,2004 年报道的新发抗体介导的 PRCA 发病率下降至 1998 年前水平。其他

ESA 治疗过程中也有 PRCA 的个例报道[159,179,180]，除前面提到的问题药物外，其他所有皮下注射的 ESA 引起 PRCA 发病率在 0.5 例/10 000 例年[158]。ESA 静脉制剂所引起抗体介导的 PRCA 较少见，近期未有报道[181]。

已发表根据专家意见编写的共识用于抗体介导的 PRCA 诊疗[179,182-184]。该病的两大特征为每月血红蛋白水平下降近 4g/dl（40g/L）及网织红细胞计数<10 000/ul[185]。骨髓穿刺活检证实红细胞数量减少或缺失。最终确诊需明确是否存在可中和红细胞生成素的抗体。此外，需排除另一个引起 PRCA 的病因，即细小病毒感染。

一旦确诊抗体介导的 PRCA，需停用致病的 ESA，不再应用相同或其他 EPO 衍生的 ESA[184]。免疫抑制剂可加速清除体内的循环抗体，有助于内源性 EPO 恢复至治疗前的基线水平。在一项回顾性研究中，共有 47 例患者在 EPO 治疗期间发生 PRCA，主要使用的药物是欧洲的"Eprex"，37 例患者接受免疫抑制剂治疗，其中 29 例患者（78%）恢复，另 9 例未接受治疗的患者均未恢复[185]。红细胞生成仅在使用免疫抑制剂后才得以恢复。再次使用依泊汀或阿法达贝泊汀可引起抗体生成[186]。曾有报道 1 例 PRCA 患者经反复依泊汀或阿法达贝泊汀注射后出现过敏反应[187]。用人工合成的肽 peginesatide 作为 EPO 受体激动剂治疗 PRCA

已得到令人欣喜的结果[188],从而避免了免疫抑制剂治疗。

对于重组依泊汀导致 PRCA 的认识引起了人们对于新型 ESA、仿制药以及其他重组药物的重视,从而进行了详尽的医疗记录及上市后监测[189]。

若使用 peginesatide 治疗 PRCA,建议初始剂量为 0.05 ～ 0.075mg/kg,每 4 周 1 次,皮下注射,维持剂量根据 Hb 靶目标进行相应调整。

研究建议

以下是工作组在审议过程中出现的各种问题,有待于在今后的工作中研究解答:

- 队列研究发现轻度贫血与心血管事件发生率增加相关,贫血是否为心血管事件的危险因素,或贫血为其他心血管危险因素的标志物?

- ESA 治疗时 Hb 靶目标尚存争议,相比于传统的 10.0 ～ 11.5g/dl(100 ～ 115g/L),更低[<10.0g/dl(<100g/L)]或更高[11.5 ～ 13.0g/dl(115 ～ 130g/L)]是否获益?

- 指南强调贫血的个体化治疗。贫血治疗的目标究竟是临床终点事件的改善(在 Hb<13.0g/dl[<130g/L])还是到达 Hb 靶目标?临床终点事件是否应包括生活质量改善?如何定义生活质量改善?

- ESA 治疗反应性与患者临床终点的相关性

可能与合并症及较高的 ESA 剂量有关,在 ESA 治疗反应低下的患者中,高剂量及低剂量对临床事件有何影响?

- 在糖尿病及非糖尿病 CKD 患者中,纠正贫血的风险效益比是否相似?

- 静脉给药及皮下给药与不良临床事件是否相关?

- 仿制药是否与目前的 ESA 在疗效及不良反应上一致?

- 使用 ESA 纠正贫血时脑血管及周围血管毒性的致病机制是什么?

- 具有肿瘤或既往有肿瘤病史的 CKD 患者是否比同类的非 CKD 患者在 ESA 治疗时心血管事件发生率更高?

- 功能性铁缺乏时使用维生素 C 的作用是什么? 草酸水平升高有何临床意义?

- 为什么不同地理区域的人群贫血治疗结局有所不同?

- ESA 治疗 CKD 贫血患儿的风险及获益?

- 对于儿童,尤其是不足 2 岁的儿童,如何确定以体重为基础的剂量?

免责声明

虽然出版商、编委员会及 ISN 尽力避免任何不准确或具误导性的资料、意见或声明出现在本书,但他们仍希望明确出现在此处的论著及广告的数据和意见与版权持有人或广告商的责任有关。因此，出版商和ISN、编辑部和他们的雇主、办公室和代理商不接受任何因不准确或具误导性的资料、意见或声明所带来的责任。虽然尽一切努力以确保药物的剂量和其他数量准确，建议读者在涉及药物的使用、在本杂志描述的新方法和技术上，遵循结合药品生产企业自己公开发表的文献。

补充材料

附表7：多元分析中贫血严重度（ESA应用前）和临床预后相关性

附表8：多元分析中甲状旁腺功能亢进和ESA反应性的相关性

附表9：比较较高和较低Hb靶目标/ESA剂量治疗血液透析和腹膜透析CKD患者的RCT研究汇总

附表10：不同靶目标/ESA剂量治疗血液透析和腹膜透析CKD患者重要临床预后的RCT研究汇总表

附表11：不同靶目标/ESA剂量治疗血液透析和腹膜透析CKD患者生活质量的RCT研究汇总表

附表12：不同靶目标/ESA剂量治疗血液透析和腹膜透析CKD患者疲劳、体能和身体机能的RCT研究汇总表

附表13：不同靶目标/ESA剂量治疗血液透析和腹膜透析CKD患者非CVD/并发症不良

事件发生率的RCT研究汇总表

附表14：不同靶目标/ESA剂量治疗血液透析和腹膜透析CKD患者运动耐量的RCT研究汇总表

附表15：不同靶目标/ESA剂量治疗CKD非透析患者RCT研究汇总表

附表16：不同靶目标/ESA剂量治疗CKD非透析患者重要临床预后的RCT研究汇总表

附表17：不同靶目标/ESA剂量治疗CKD非透析患者生活质量的RCT研究汇总表

附表18：不同靶目标/ESA剂量治疗CKD非透析患者疲劳、体能和身体机能的RCT研究汇总表

附表19：不同靶目标/ESA剂量治疗CKD非透析患者非CVD/并发症不良事件发生率的RCT研究汇总表

附表20：CKD主要临床研究中的ESA治疗方案汇总表

附表21：CKD贫血患者静脉和皮下应用EPO的RCT汇总表

附表22：CKD贫血患者静脉和皮下应用EPO的RCT汇总表（分类结果）

附表23：CKD贫血患者静脉和皮下应用EPO的RCT汇总表（连续结果）

附表24：CKD贫血患者静脉和皮下应用EPO负反应的RCT汇总表

附表25：CKD贫血患者不同给药时间的

RCT 研究汇总表

附表 26：CKD 贫血患者不同给药时间的 RCT 研究汇总表(分类结果)

附表 27：CKD 贫血患者不同给药时间的 RCT 研究汇总表(连续结果)

附表 28：CKD 贫血患者不同给药时间的负反应的 RCT 研究汇总表

附表 29：CKD 贫血患者不同 ESA 治疗的 RCT 汇总表

附表 30：CKD 贫血患者不同 ESA 治疗的 RCT 汇总表(分类结果)

附表 31：CKD 贫血患者不同 ESA 治疗的 RCT 汇总表(连续结果)

附表 32：CKD 贫血患者不同 ESA 治疗负反应的 RCT 汇总表(分类结果)

补充材料可通过在如下链接找到在线版本

http：//www. kdigo. org/clinical_practice_guidelines/anemia. php

第4章 输注红细胞治疗慢性肾脏病贫血

输注红细胞治疗慢性贫血

反复输注红细胞或应用红细胞刺激因子(ESA)是治疗慢性肾脏病贫血的方法。两种治疗方案的选择差异较大,需要权衡每种治疗方案的利弊。例如:有卒中史的患者,导致 ESA 相关脑卒中的绝对风险率最高[127];经产妇输血所致的同种致敏反应发生率最高[190,191]。尽管目前对同种致敏反应的临床重要性仍然存在争议,但它可能会延迟或降低未来肾移植的可能性。

4.1.1 治疗慢性贫血时,在条件许可的情况下,推荐避免输注红细胞,以减少输血相关风险。(1B)

4.1.2 适合器官移植的患者,在条件许可的情况下,特别推荐避免输注红细胞,以减少同种致敏作用的风险。(1C)

4.1.3 治疗慢性贫血时,以下患者建议输注

红细胞,可能利大于弊(2C):

- ESA 治疗无效(例如:血红蛋白病、骨髓衰竭综合征、ESA 抵抗)
- ESA 治疗弊大于利(例如:既往或现有恶性肿瘤病史、既往卒中史)

4.1.4　CKD 非急性贫血患者,应该根据贫血的症状,而不建议根据医师主观认为的 Hb 阈值决定是否输血治疗。(2C)

依据

和任何治疗方案一样,输注红细胞治疗也需权衡利弊。输注红细胞最主要的优势在于能维持足够的携氧能力且可改善贫血相关症状[192]。表3 和表4 总结了其主要风险,并将在下文中讨论。在权衡输注红细胞利弊的同时,也需要考虑到应用 ESA 治疗的利弊,这部分在第3 章中已经详细讨论。总体来讲,应用 ESA 治疗的主要优势包括改善贫血相关症状和减少输血的需求,而主要风险包括增加卒中危险、血栓栓塞事件和肿瘤进展、复发。在决定贫血治疗方案时,应根据患者特点进行个体化选择。对于合并卒中史、既往或目前合并肿瘤的患者,应用 ESA 治疗会显著增加该问题发生的风险。相反,对于适合肾移植的患者输注红细胞会导致严重的潜在风险,即同种致敏反应[191,193,194],尽管目前对同种致敏反应的临床重要性尚存争议。既往移植史的患者和经产妇发生同种致敏反应的绝对风险率最高[190,191]。

另一个相关问题是,何时开始应用 ESA 或输注红细胞治疗?这两种治疗方案之间有微妙的区别,应用 ESA 治疗是为了避免患者开始输血治疗,即从预防的角度,应在患者开始需要输血治疗之前应用 ESA 治疗。与此同时,输血存在的巨大潜在风险(如:感染),和 ESA 治疗的优势(如:避免输血)取决于给予输血治疗的阈值。若输血阈值高(即患者出现严重临床症状或 Hb 非常低时接受输血治疗),那么输血相关风险发生率就低,应用 ESA 治疗而避免输血的优势就不明显。遗憾的是,目前对于输血指征还未达成共识;尽管我们知道当患者 Hb<10g/dl(100g/L)时,输血治疗的比例显著增加[122,127],但并不确定这种情况代表了临床治疗的模式或临床的实际需求。接下来将举例介绍 CKD 5D 和 CKD ND 患者输注红细胞治疗率的临床研究。加拿大促红细胞生成素研究小组(Canadian Erythropoietin Study Group)1990 年发表的一项临床研究,调查了 118 例 Hb<9.0g/dl(<90g/dl)的 CKD5 HD 患者,其中 49 例(42%)为"输血依赖"患者[122]。入组患者在过去 12 个月中平均输血治疗 7 次。这些患者被随机平均分为安慰剂组、ESA 治疗维持 Hb 9.5~11.0g/dl(95~110g/L)组和 ESA 治疗维持 Hb11.5~13.0g/dl(115~130g/L)组,每组患者均治疗 6 个月。随访 8 周后,安慰剂组中有 23 例患者接受输血治疗,而其余两组中各有

1 例接受输血治疗（分别因消化道出血及手术治疗后）。2009 年发表的阿法达伯汀治疗减少心血管事件临床试验（TREAT）中，纳入了 4038 例慢性肾脏病合并糖尿病非透析贫血患者（Hb ≤11.0g/dl[≤110g/L]），平均随机分为阿法达伯汀组或安慰剂组，阿法达伯汀组维持 Hb 在 13g/dl（130g/L）水平，安慰剂组中当 Hb 下降至 9.0g/dl（90g/L）时给予补救性阿法达伯汀治疗[127]。经过中位随访时间 29 个月的随访，297/2012（15%）阿法达伯汀组和 496/2026（24%）安慰剂组患者接受了输注红细胞治疗（HR 为 0.56；95% CI 为 0.49～0.65，P < 0.001）。

对于非急性贫血的 CKD 患者，我们建议输注红细胞的指征不应该基于任何 Hb 的阈值范围，而应取决于贫血症状和体征。我们发现，类似呼吸困难、乏力等贫血相关的非特异性症状可能发生在不同 Hb 水平的患者中。

输血风险

输血相关风险包括：输血错误、血容量过多、高钾血症、柠檬酸中毒（导致代谢性碱中毒和低钙血症）、体温过低、凝血功能不全、免疫介导的输血反应，包括输血相关的急性肺损伤（TRALI）、铁过量和其他不常见的输血风险（表 5）[190,195-207]。尽管感染很少见，但也是主要考虑的输血风险，且各个国家的发生率不同（表 6）[208-211]。这些并发症在其他地方也被广泛报道。人类白细胞抗原(HLA)致敏率的重要性存在争论,并将在下文中详细讨论。

表5 输注每单位红细胞不良反应的估计风险率

不良反应	估计风险率[*]
免疫性	
发热/过敏反应	1/(100~200)[a,b]
溶血反应	1/6000[b]
输血相关急性肺损伤(TRA-LI)	1/12 350[a]
过敏性反应	1/50 000[b]
致死性溶血	1/1 250 000[a]
移植物抗宿主反应(GVHD)	少见
其他	
输血错误	1/(14 000~19 000)[c]

[*] 美国数据
[a] 数据来源于 Carson JL 等[212]
[b] 数据来源于 Klein[213]
[c] 数据来源于 Klein HG 等[214]

**表6 输注每单位红细胞出现输血相关
感染的估计风险率**

输血相关的潜在风险	估计风险率[*]
乙型肝炎	1/282 000~1/357 000[a]
西尼罗病毒	1/350 000[b]
细菌性败血症致死	1/1 000 000[b]
丙型肝炎	1/1 149 000[a]
人类免疫缺陷病毒(HIV)	<1/1 467 000[a]

[*] 美国数据
[a] 数据来源于 Carson JL 等[212]
[b] 数据来源于 Rawn J[215]

HLA 致敏反应。随着时间的推移,发生输血后致敏反应的风险在不断地变化,部分是由于输血方式的改变和同种过敏反应的检测方法越来越精准。

在 20 世纪 80 年代早期,Opelz 等评估了 737 例 CKD5HD 患者致敏反应的发生率(图 3A 和 3B),其中前瞻性地随访了 331 例患者(图 3C)[190]。约 90% 的输血患者输注了"浓缩细胞",并且通过淋巴细胞细胞毒性试验检测抗体水平。随访发现,输血次数超过 20 次的患者中,28% 的患者出现了 HLA 抗体,其中 18% 的患者群体反应性抗体为 10% ~50%,7% 的患者为 51% ~90%,小于 3% 的患者为大于 90%(图 3C)。

90% 的男性患者为"无反应性"(群体反应性抗体<10%),另外 10% 患者的群体反应性抗体发展为 10% ~50%(图 3C)。相反,输血 10 次后仅 60% 的女性患者为"无反应性",11% 的患者群体反应性抗体为 10% ~50%,23% 的患者为 51% ~90%,6% 的患者>90%(图 3C)。这些数据提示输血后发生 HLA 致敏反应的主要驱动因素为既往妊娠史和既往移植史。同时也显示,男性患者输血后 HLA 致敏反应发生率明显低于女性患者,经产妇患者的发生率明显高于未产妇。然而,近期来自 2010 年美国肾脏数据系统(USRDS)年度报告的数据挑战了这

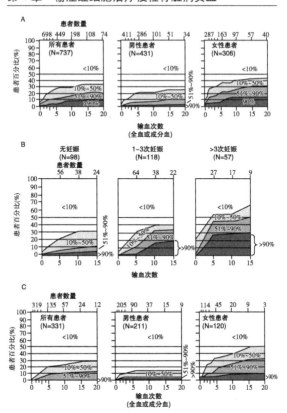

**图 3 随机供体的淋巴细胞毒抗体反应性
与输血次数的相关性**

将患者分为群体反应性抗体<10%、10%~50%、51%~90%和>90%。所有 737 例患者均为维持性血液透析患者，且正在等待首次肾移植。经过 2 次、5 次、10 次、15 次和 20 次输血治疗后，各抗体水平的患者数量如上图所示。(A)男性和女性患者。(B)根据既往妊娠次数将女性患者分组。(C)经过治疗后，前瞻性地检测患者淋巴细胞毒抗体水平。转载自 Opelz G, Graver B, Mickey MR et al. Lymphocytotoxic antibody responses to transfusions in potential kidney transplant recipients. Transplantation ,1981；32(3)：177 - 183（参考文献[190]），并得到 Lippincott Williams 和 Wilkins 的许可，链接如 下：http://journals. lww. com/transplantjournal/Abstract/1981/09000/Lymphocytotoxic_Antibody_Responses_to_Transfusions.2. aspx

一假说,统计显示男性患者输血后也会增加 HLA 致敏反应发生率。

纵观过去 20 年的文献报道,输血相关致敏反应的风险比先前报道的要低得多,总体来说发生率为 2%～21%[216-218]。对于此现象可能的解释是,较低的致敏反应发生率与近些年来输注的红细胞具有较低的免疫原性相关,这是由于血液滤过器的广泛应用,使目前输注红细胞中的白细胞含量更低。

先前的研究中也提出一些其他假设,包括:①洗涤红细胞的免疫原性不一定比非洗涤红细胞低[190];②供者特异性的[217]和 HLA-DR 相符的[219]输血与致敏反应持续减少无关;③部分研究发现输血次数越多,致敏反应发生率越高,但并未被广泛证实[190,222]。

近期更多来自 USRDS 的数据显示,输血有潜在的发生致敏反应的风险。例如,既往接受过输血治疗的患者群体反应性抗体(PRA)> 80% 的风险是从未接受过输血治疗患者的 2.38 倍[191]。有趣的是,这项研究分析中发现,在肾移植时,男性患者发生输血致敏反应的风险要高于女性。

输注去白红细胞血液对致敏反应的影响。尽管白细胞可能并不是导致输血相关副反应的直接原因,但它可能参与了输血相关副反应,包括免疫介导反应、感染血行传播性疾病和再灌注损伤;同时,输注去白血制品并未减少有移植史患者或今后拟行肾移植患者致敏反应的发生率[223-225]。近期的一项研究报道,与无输血史患者相比,等待首次器官移植的有输血史的男性患者出现 HLA 抗体风险增加 4 倍[226]。因此,输注去白血制品仍然会导致致敏反应发生率显著增加。出现这种情况可能的原因是,HLA 分子的数量主要取决于红细胞数量,而不是白细胞[227]。

致敏反应与推迟器官移植的关系。根据 2010 年 USRDS 数据报告,调查 1991—2008 年美国登记名单上肾移植患者的平均等待时间,显示既往输血史患者较无输血史患者平均等待时间延长两个月[191]。因输血因素或其他因素导致 PRA 浓度增加的患者,找到合适供体的等待时间较长,且有可能妨碍部分患者进行移植。

非致敏反应患者(登记时 PRA 为 0%)的移植等待时间最短(2005 年中位时间为 2.5 年),而 1% ~ 19% 的 PRA 和 20% ~ 79% 的 PRA 患者,中位等待时间分别为 2.9 年和 4.3 年。高致敏反应患者(≥80% PRA)中位等待时间最长,这些患者的中位等待时间在 2005 年登记名单中无法计算。正是由于 PRA ≥ 80% 的患者找到合适供体的时间延长,五年内这些患者在名单中的比例由 7.5% 上升至 13.3%。未行移植或需要延长等待时间的患者生存率较低[228,229]。等待移植的患者,在最初五年内接受输血治疗的死亡风险提高五倍,而肾移植后患者死亡率减少 11%[191,230]。肾移植患者中，HLA 抗体的出现与早期和晚期移植肾失功发生率升高相关[193,194,231,232]。近期数据也显示，肾移植时应用 Luminex 单抗原片段检测移植前已存在的供者特异性 HLA 抗体水平，其与高抗体介导的排异反应发生率及移植肾存活率减少相关[233]。

贫血的紧急治疗

4.2　在特定急性临床情况时，当输注红细胞利大于弊时，建议输注红细胞治疗。主要包括以下情况(2C)：

- **需要快速纠正贫血以稳定患者病情(例如：急性出血、不稳定冠状动脉疾病)**
- **需要术前快速纠正 Hb 浓度**

依据

在临床紧急情况时，输注红细胞能用于快速纠正贫血，包括急性严重出血、因贫血导致或加剧的其他临床问题，例如：急性心肌缺血。若需紧急手术，输血可用于快速纠正 Hb 水平达到目标范围。这种情况下何时需要输血的阈值尚不确定，但我们建议当 Hb<7g/dl（<70g/L）时应考虑输血治疗。

表 7 和图 4 总结了 CKD 患者输注红细胞的流程。

表 7　输血指征

指　征	评　论
需要快速纠正贫血以稳定患者情况（例如：急性出血，不稳定性心肌缺血）	● 急性出血患者需要输注红细胞的指征如下：①不能立即控制的快速急性失血；②估计失血量超过血容量的 30%～40%（1500～2000ml）且出现严重失血症状的患者；③估计失血量少于血容量的 25%～30% 且无法控制的出血，但若患者液体（胶体/晶体）复苏后仍出现低容量临床症状；④存在合并症患者，即使失血量较少，输血治疗也可能是必要的[234]
	● 已有研究评估在急性冠脉综合征（例如：不稳定型心绞痛，心肌梗死）中贫血的重要性和输血治疗的地位，但结论不一致
	● 美国心脏病学会/美国心脏组织和美国胸科医师学会指南中，并未推荐输血治疗急性冠脉综合征患者时，需参考患其潜在优势和风险[235,236]。然而，一项关于非 ST 段抬高的急性冠脉综合征临床试验综述认为，Hb<11g/dl（<110g/L）的患者心血管死亡率、非致死性心肌梗死或 30 日内复发性心肌缺血的发生率显著高于 Hb≥11g/dl（≥110g/L）的患者[237]

续表

指　征	评　论
何时需要快速纠正术前 Hb 水平	• 尽管心力衰竭患者易反复出现贫血,但目前对该人群贫血治疗的数据尚有限 • 2006 年美国心力衰竭学会指南,2012 年欧洲心血管学会(ESC)指南和 2009 年美国心脏病学会/美国心脏病组织指南中均提及心力衰竭患者的贫血治疗并非基于循证医学证据[238-240] • 此外,心力衰竭是输注红细胞的常规指征,但需要注意患者的血容量 • 目前已经推出术前输血指征[234]。当 Hb ≥10g/dl (≥100g/L)或健康个体时,不推荐输血治疗;当 Hb<7g/dl (<70g/L)应给予输血治疗 • 若 Hb<7g/dl (<70g/L)且患者一般情况稳定,应输注 2 个单位红细胞并重新评估患者 Hb 水平 • 高风险患者(年龄>65 岁有或无心血管疾病或呼吸系统疾病)很难耐受贫血,所以当 Hb<8g/dl (<80g/L)时即可给予输血治疗 • Hb 水平在 7 ~ 10g/dl (70 ~ 100g/L)的治疗策略尚不清楚

87

续表

指　征	评　论
当 ESA 治疗无效的患者出现贫血相关症状和体征时（例如：骨髓衰竭综合征、血红蛋白病和 ESA 抵抗）	• 慢性贫血患者（例如：骨髓衰竭综合征）经过数月或数年，可能会依赖红细胞替代治疗，且红细胞替代治疗会导致患者体内铁过量 • 每单位红细胞中约含有 200mg 的铁，这些铁会随着患者红细胞入血，在红细胞凋亡后参与代谢 • 血液在贮存时会丢失红细胞活性，所以为了最大程度延长输血后红细胞的生命力应优先输注"最新鲜"的血液 • 当总铁释放接近 $15 \sim 20g$（$75 \sim 100$ 单位红细胞）时，含铁血黄素会导致器官损伤 • 先天性或继发性溶血性贫血的患者输注红细胞的情况更加复杂
应用 ESA 治疗弊大于利的患者，当出现贫血相关症状和体征时	CKD 患者合并肿瘤活动期、既往恶性肿瘤病史和既往卒中史，应用 ESA 治疗时需更加谨慎

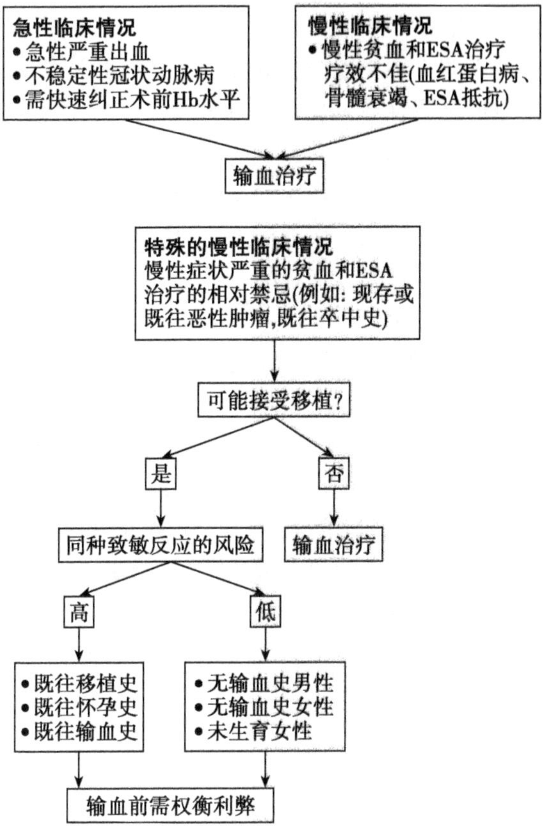

急性临床情况
- 急性严重出血
- 不稳定性冠状动脉病
- 需快速纠正术前Hb水平

慢性临床情况
- 慢性贫血和ESA治疗疗效不佳(血红蛋白病、骨髓衰竭、ESA抵抗)

输血治疗

特殊的慢性临床情况
慢性症状严重的贫血和ESA治疗的相对禁忌(例如: 现存或既往恶性肿瘤,既往卒中史)

可能接受移植?

是　　否

同种致敏反应的风险　　输血治疗

高　　低

- 既往移植史
- 既往怀孕史
- 既往输血史

- 无输血史男性
- 无输血史女性
- 未生育女性

输血前需权衡利弊

图4　CKD 患者输注红细胞的规范流程

研究与建议

对于 CKD 合并贫血患者,目前缺少应用输血作为初始干预治疗方法的临床 RCT。由于目前开展此方面的临床试验存在供给困难,所以在今后观察性数据仍占主导地位。

今后的研究应包括:

- 收集输注红细胞治疗 CKD 患者的前瞻性观察性数据,特别是透析患者,包括输血原因、是否有肾移植意向、是否可能接受肾移植和移植肾情况。
- 通过前瞻性观察性研究评估输注红细胞对 HLA 致敏反应水平的影响。
- TREAT 研究显示美国、欧洲、加拿大和澳大利亚应用输血治疗差异很大,Peginesatide 的三期临床试验中美国和欧洲输血治疗的差异也很大,所以今后的研究需明确 CKD 患者输血治疗的"契机所在"。美国有较高的临床输血治疗率,这是临床治疗的模式,还是临床治疗的实际需求有待明确。

免责声明

虽然出版商、编委员会及 ISN 尽力避免任何不准确或具误导性的资料、意见或声明出现在本杂志,但他们仍希望明确出现在此处的论著及广告的数据和意见与版权持有人或广告商的责任有关。因此,出版商和 ISN、编辑部和他们的雇主、办公室和代理商不接受任何因不准确或具误导性的资料、意见或声明所带来的责任。虽然尽一切努力以确保药物的剂量和其他数量准确,建议读者在涉及药物的使用、在本杂志描述的新方法和技术上,遵循结合药品生产企业自己公开发表的文献。

治疗建议总结

第1章　慢性肾脏病中贫血的诊断与评估

贫血检测

贫血检测频率

1.1.1　无贫血的 CKD 患者(成人贫血定义参见指南 1.2.1;儿童贫血定义参见指南 1.2.2)符合下述临床指征时测定血红蛋白浓度(未分级):
- CKD3 期时至少每年一次
- CKD4 ~ 5 期非透析患者至少每年 2 次
- CKD5 期血液透析和腹膜透析患者至少每 3 个月一次

1.1.2　伴有贫血但未进行 ESA 治疗的 CKD 患者符合下述临床指征时测定血红蛋白浓度(未分级):
- CKD3 ~ 5 期非透析患者和 CKD5 期腹膜透析患者,至少每 3 个月一次

- **CKD5 期血液透析患者至少每月一次**

（参见指南 3.12.1-3.12.3 对于正进行 ESA 治疗患者监测血红蛋白浓度章节）

贫血诊断

1.2.1 成人 CKD 和年龄>15 岁儿童 CKD 患者贫血的诊断:男性 Hb<13.0g/dl（130g/L）和女性 Hb<12.0g/dl（120g/L）。（未分级）

1.2.2 儿童 CKD 患者贫血的诊断:0.5～5 岁儿童 Hb<11.0g/dl（110g/L）,5～12 岁儿童 Hb<11.5g/dl（115g/L）,12～15 岁儿童 Hb<12.0g/dl（120g/L）。（未分级）

贫血评估

1.3 伴有贫血的 CKD 患者（无论年龄和 CKD 分期）,初次评估贫血需包括如下检测(未分级):

- 全血细胞计数（CBC）,其中应包括血红蛋白浓度,红细胞指数,白细胞计数和分类,血小板计数
- 绝对网织红细胞计数
- 血清铁蛋白水平
- 血清转铁蛋白饱和度（TSAT）
- 血清维生素 B_{12} 和叶酸水平

93

第2章　使用铁剂治疗 CKD 中的贫血

铁剂治疗

2.1.1　给予铁剂治疗时,根据个体情况需权衡避免或减少输血、ESA 治疗和改善贫血相关症状的潜在优势和危害风险(例如:过敏反应和其他急性反应、未知的长期风险)。(未分级)

2.1.2　成人 CKD 贫血患者未给予铁剂或 ESA 治疗,出现以下情况时,建议试用静脉铁剂治疗(或非透析 CKD 患者给予 1~3 个月口服铁剂替代治疗)(2C):

- 未开始 ESA 治疗而需提高 Hb 水平*
- TSAT ≤ 30%、铁蛋白 ≤ 500ng/ ml (≤ 500 μg/L)

*取决于患者的症状和总体临床目标,包括避免输血、活动性感染治愈后和改善贫血相关症状。

2.1.3　成人 CKD 贫血患者应用 ESA 治疗,未接受铁剂治疗,出现以下情况时,建议试用静脉铁剂治疗(或 CKD 非透析患者给予 1~3 个月口服铁剂替

代治疗)(2C):

- 需提高 Hb 水平^{**}或期望减少 ESA 剂量^{***}
- TSAT≤30%且铁蛋白≤500ng/ ml(≤500μg/L)

2.1.4 需要补铁治疗的非透析 CKD 患者，根据缺铁的严重程度、静脉通路情况、先前对口服铁剂治疗的反应、先前口服或静脉铁剂治疗的不良反应、患者依从性和费用，来选择铁剂治疗的方式。(未分级)

2.1.5 根据 CKD 患者血红蛋白对近期铁剂治疗的反应性、铁状态检测(TSAT 和铁蛋白)、血红蛋白浓度、ESA 治疗患者对 ESA 的反应和剂量、各相关参数的变化趋势及患者临床状况为基础来进一步指导后续铁剂应用。(未分级)

2.1.6 所有合并贫血而未行铁剂或 ESA 治疗的 CKD 患儿，建议铁蛋白≤100ng/ml(≤100μg/L)和 TSAT≤20%时应予以口服铁剂治疗(或血液透析 CKD 患儿予以静脉铁剂应用)。(1D)

2.1.7 所有接受 ESA 治疗但未补铁的 CKD 患儿，我们建议口服铁剂(或血液透析 CKD 患者予以静脉铁剂应用)以

维持 TSAT>20％且铁蛋白>100ng/ml（>100µg/L）。（1D）

**参见指南#3.4.2 及 3.4.3

*** 基于患者体征及总体临床目标,包括避免输血和排除活动性感染后改善贫血相关症状以及其他原因所致 ESA 低反应性

铁状态评估

2.2.1 ESA 治疗时,至少每 3 个月评估 1 次铁状态（TSAT 和铁蛋白）,包括初始或维持铁剂治疗时。（未分级）

2.2.2 当开始 ESA 治疗或增加剂量,或存在失血,静脉铁治疗一个周期后监测治疗反应性,或出现铁储备耗竭的其他情况时应更频繁地检测铁状态（TSAT 和铁蛋白）。（未分级）

铁剂治疗注意事项

2.3 推荐首次静脉应用右旋糖酐铁（1B）时,或建议首次静脉应用非右旋糖酐铁（2C）时,输液后监测患者 60 分钟,并应配备复苏设备（包括药物）和受培训人员以应对可能出现的严重不良反应。

感染时铁剂应用

2.4 避免对活动性全身感染的患者应用静脉铁剂。（未分级）

第 3 章　CKD 贫血治疗中 ESA 及其他药物的使用

ESA 的初始治疗

3.1　初始 ESA 治疗前需处理所有可纠正的致贫血病因(包括铁缺乏和炎症状态)。(未分级)

3.2　在初始和维持 ESA 治疗时,我们推荐权衡利弊,评估患者个体减少输血和贫血相关症状的潜在优势和治疗风险(例如:脑卒中,血管通路失功,高血压等)。(1B)

3.3　我们推荐 CKD 合并活动性恶性肿瘤患者,应用 ESA 治疗时需谨慎,尤其是预计可治愈的肿瘤患者(1B)以及既往有脑卒中史(1B)或恶性肿瘤病史(2C)患者。

  3.4.1　Hb ≥ 10.0g/dl (≥ 100g/L) 的成人 CKD 非透析患者,不建议开始 ESA 治疗。(2D)

  3.4.2　Hb < 10.0g/dl (< 100g/L) 的成人 CKD 非透析患者,建议需根据患者 Hb 下降程度、先前对铁剂治疗的反应、输血的风险、ESA 治疗的风险和贫血合并症状,决定是否开始 ESA 治疗。(2C)

  3.4.3　成人 CKD5 期透析患者,为避免 Hb

跌至 9.0g/dl(90g/L)以下,建议 Hb 在 9.0 ~ 10.0g/dl(90 ~ 100g/L)时开始使用 ESA 治疗。(2B)

3.4.4 部分患者 Hb 高于 10.0g/dl(100g/L)时开始 ESA 治疗能改善其生活质量,所以需要个体化的治疗。(未分级)

3.4.5 对于 CKD 患儿,在起始 ESA 治疗时需平衡风险和获益(如生活质量改善、学校出勤率及表现、减少输血等)来界定相应 Hb 靶目标。(2D)

ESA 维持治疗

3.5.1 总体来说,成人 CKD 患者不建议应用 ESA 治疗维持 Hb > 11.5g/dl(115g/L)。(2C)

3.5.2 部分患者 ESA 治疗时 Hb 高于 11.5g/dl(115g/L)能改善其生活质量,所以需要个体化的治疗,但也需注意相应风险。(未分级)

3.6 所有成人患者,不建议刻意应用 ESA 将 Hb 升高至>13g/dl(130g/L)。(1A)

3.7 所有儿童 CKD 患者,接受 ESA 治疗建议 Hb 浓度控制在 11.0 ~ 12.0g/dl(110 ~ 120g/L)范围内。(2D)

ESA 剂量

3.8.1 推荐根据患者 Hb 浓度、体重和临床情况决定 ESA 初始治疗剂量。(1D)

3.8.2 推荐根据患者 Hb 浓度、Hb 浓度变化值、目前 ESA 剂量和临床情况调节 ESA 剂量。(1B)

3.8.3 需要下调 Hb 浓度时,建议减少 ESA 剂量而非停用 ESA。(2C)

3.8.4 以下情况时需重新评估 ESA 剂量(未分级):
- 患者存在 ESA 相关不良反应
- 患者合并急性或进展性疾病,可能导致 ESA 反应低下(见 3.13.1 ~ 3.13.2)

ESA 给药方式

3.9.1 CKD5 HD、血液透析滤过(HDF)和血液滤过(HF)的患者,建议选择静脉或皮下注射 ESA。(2C)

3.9.2 CKD ND 和 CKD5 PD 患者,建议皮下注射 ESA。(2C)

给药频率

3.10 建议根据 CKD 分期、治疗策略、疗效、患者耐受性和喜好、ESA 类型,决定

99

ESA 治疗的频率。(2C)

ESA 类别

3.11.1 推荐权衡药代动力学、安全性、临床疗效、花费和可获得性,来选择 ESA 的类型。(1D)

3.11.2 建议使用被独立管理机构批准使用的 ESA,尤其是 ESA 的"仿制"物,应使用真正的生物仿制剂。(2D)

血红蛋白靶目标持续未达标或维持治疗失败的评估和纠正

监测频率

3.12.1 ESA 治疗初始阶段,至少每月监测 Hb 浓度。(未分级)

3.12.2 CKD 非透析患者,ESA 治疗维持阶段至少每 3 个月监测 Hb 浓度。(未分级)

3.12.3 CKD 5D 患者,ESA 治疗维持阶段至少每月监测 Hb 浓度。(未分级)

初始 ESA 治疗低反应性

3.13.1 若给予根据体重计算的合适剂量治疗 1 个月后,Hb 浓度与基线相比未增加,则定义为 ESA 低反应性。(未分级)

3.13.2 ESA 低反应性的患者,建议避免反复增加 ESA 剂量至超过根据体重计算的初始剂量的两倍。(2D)

后发性 ESA 治疗低反应性

3.14.1 稳定剂量的 ESA 治疗后,为维持稳定的 Hb 水平需要两次增加 ESA 剂量且增加的剂量超过稳定剂量的 50%,则称为获得性 ESA 低反应性。(未分级)

3.14.2 获得性 ESA 低反应性,建议避免反复增加 ESA 剂量超过稳定剂量的两倍。(2D)

ESA 治疗反应不佳的处理

3.15.1 需评估患者是初始或获得性 ESA 低反应性,以及治疗导致 ESA 低反应性的特殊原因。(未分级)

3.15.2 纠正可治疗因素后仍持续低反应性的患者,建议个体化方案治疗,考虑相对风险和获益(2D):
- Hb 水平的下降
- 如必须维持 Hb 水平,需考虑 ESA 的剂量后继续治疗
- 输血治疗

辅助治疗

3.16.1 不推荐使用雄激素辅助 ESA 治疗。(1B)

3.16.2 不建议使用维生素 C、维生素 D、维生素 E、叶酸、左卡尼丁和己酮可可豆碱辅助 ESA 治疗。(2D)

纯红细胞再生障碍性贫血(PRCA)的评估

3.17.1 患者接受 ESA 治疗超过 8 周时,发生以下情况时需探究是否存在可能的抗体介导的 PRCA(未分级):

- Hb 浓度突然快速下降,下降速率每周 0.5 ~ 1.0g/dl(5 ~ 10g/L)或每 1 ~ 2 周需要输血治疗,且

- 血小板和白细胞计数正常和,且

- 绝对网织红细胞计数少于 10 000/μl

3.17.2 患者出现抗体介导的 PRCA 时,推荐停止 ESA 治疗。(1A)

3.17.3 推荐使用 Peginesatide 治疗抗体介导的 PRCA。(1B)

第4章 输注红细胞治疗 CKD 贫血

输注红细胞治疗慢性贫血

4.1.1 治疗慢性贫血时,在条件许可的情况下,推荐避免输注红细胞,以减少输血相关风险。(1B)

4.1.2 适合器官移植的患者,在条件许可的情况下,特别推荐避免输注红细胞,以减少同种致敏作用的风险。(1C)

4.1.3 治疗慢性贫血时,以下患者建议输注红细胞,可能利大于弊(2C):

- ESA 治疗无效(例如:血红蛋白病、骨髓衰竭综合征、ESA 抵抗)
- ESA 治疗弊大于利(例如:既往或现有恶性肿瘤病史、既往卒中史)

4.1.4 CKD 非急性贫血患者,应该根据贫血的症状,而不建议根据医师主观认为的 Hb 阈值决定是否输血治疗。(2C)

贫血的紧急治疗

4.2 在特定急性临床情况时,当输注红细胞利大于弊时,建议输注红细胞治疗。主要包括以下情况(2C):

- 需要快速纠正贫血以稳定患者病情（例如：急性出血、不稳定性冠状动脉疾病）
- 需要术前快速纠正 **Hb** 浓度

重要参考信息

指南推荐建议的术语及
其相关描述

每一条推荐建议按照强度分为 1 级、2 级
和未分级;相关支持的证据分为 A、B、C 和 D 级

分级*	含　义		
	患者	临床医师	政策
1 级 "我们推 荐"	大多数患者 在这种情况 下需要该推 荐的治疗,而 只有在少数 患者不需要	多数患者应当 接受这样一种 干预	这种建议可 以加以评估 而作为制定 相关政策或 者行为准则 的候选
2 级 "我们建 议"	多数患者在 这种情况下 可能需要这 种推荐建议, 但是也有很 多患者不 需要	针对不同的患 者需要有不同 的选择,每个患 者均应当在帮 助下并根据他 的价值和参照 而做出治疗 决定	在转化成相 关政策之 前,这种推 荐建议可能 需要大量的 讨论以及利 益相关者的 介入

*之所以增加"未分类"这一选项,是根据共识或者在某
些种情况下不允许充分的证据。这方面最常见的例子就是对
于病情监测的时间期期、咨询和转诊其他临床专家。这些非
分级的推荐建议通常写作简单的说明性语句,但是并不能解
释为是比 1 级或者 2 级更强的推荐建议

105

分级	证据的质量	意义
A	高	确信真实的效果接近于估算的效果
B	中	真实的效果可能接近于估算的效果,但是也有存在很大差异的可能性
C	低	真实的效果可能与估算的效果存在很大差异
D	很低	估算的效果很不确定,常常偏离真相

慢性肾脏病的分期

分期	描述	GFR[ml/(min·1.73m²)]
1	有肾损害,GFR 正常或升高	≥90
2	有肾损害,GFR 轻度下降	60~89
3	GFR 中度下降	30~59
4	GFR 严重下降	15~29
5	肾衰竭	<15 或透析

缩写:CKD,慢性肾脏病;GFR,肾小球滤过率;CKD 1~5T 标注肾移植受者;5D 如果透析(血液透析或腹膜透析)

现有慢性肾脏病的 KDIGO 命名法

CKD	慢性肾脏病(1~5)期,有或无肾移植,包括非透析依赖 CKD(CKD1~5ND)和进入透析的 CKD(CKD 5D)
CKD ND	任何1~5期的非透析的 CKD,有或无肾移植(例如 CKD 不包括 CKD 5D)
CKD T	肾移植后的任何1~5期非透析 CKD

特定 CKD 分期

CKD1,2,3,4	CKD,CKD ND 或 CKD T 的特定分期
CKD 3~4 等	CKD 分期之间的范围(例如 CKD 3 期和4期)
CKD T	肾移植后的任何1~5期非透析 CKD
CKD 5D	透析依赖的 CKD 5 期
CKD 5HD	血液透析的 CKD 5 期
CKD 5PD	腹膜透析的 CKD 5 期

公制单位和国际标准单位的换算

变量	公制单位	换算参数	国际标准单位
铁蛋白	ng/L	1	mg/L
血红蛋白	g/dl	10	g/L

指南的制定过程

目的

我们制定该指南是为贫血及 CKD 疾病的管理提供循证临床实践指导。该指南包含治疗推荐、理论基础,并且系统地为预定义的临床话题梳理一系列证据。

过程概述

指南的制定过程包含以下连续且并举的步骤:

- 任命工作组成员及证据回顾小组(ERT)
- 讨论流程、方法及结果
- 挑选并精炼主题
- 确定研究人群、干预方法/危险因素,以及重要临床终点
- 选取系统性证据回顾的主题
- 制定质量评估方法的标准
- 制定并执行文献检索策略
- 基于事先制定的合格标准筛查文献摘要并检索全文
- 建立数据提取表
- 提取数据并严格评估文献

- 对文献中的方法及临床终点进行逐篇评级
- 将单个研究中的数据整理至汇总表
- 对每个研究终点的证据进行质量评级,并借助证据谱评估证据的整体质量
- 基于证据质量并兼顾其他因素,对推荐强度进行评级
- 最终确定指南推荐并提供相关证据
- 2011 年 6 月将指南初稿提交 KDIGO 理事会进行同行评阅,2011 年 9 月发布公众征求意见稿
- 发布最终版本指南

指南工作组、KDIGO 联合主席、证据回顾小组成员及 KDIGO 支持员工召开了为期 2 天的会议,以培训指南制定过程、讨论主题并达成共识。

指南工作组及证据回顾小组的委任

KDIGO 联合主席指定指南工作组联合主席,工作组联合主席组建由相关领域专家组成的指南工作组,包括内科、成人及儿童肾脏病、心血管、血液、肿瘤、高血压、病理、药理、流行病、内分泌等疾病领域的专家。塔夫茨中心(位于美国马萨诸塞州波士顿市塔夫茨医学中心,负责肾脏病指南制定及执行)负责临床证据的系统回顾并为指南制定的方法提供专业意见。证据回顾小组由肾脏病领域的医学方法学家、一位项目协调员/管理员及一位研究助理组

成。该小组在文献回顾、重要文献评估及指南制定的各阶段向工作组成员汇报并提供建议。指南工作组与证据回顾小组在整个项目中密切合作。

确定指南范围及主题

指南工作组联合主席首先确定指南的整体范围及目的,然后起草指南主题及关键临床问题的初步清单。鉴于新证据的出现,对 2006 及 2007 版 KDIGO 指南中涉及的主题进行更新被确定为最佳方案。指南工作组及证据回顾小组继而制定并确定每个主题、具体的筛选标准、文献检索策略及数据提取表(表 8)。

建立指南制定的流程

ERT 负责文献检索、摘要及文献的筛选,并为报告的方法学及分析过程提供协助,定义并制定文献检索、数据提取及证据汇总的标准化方法。在整个项目中,ERT 为指南制定提供建议,主导系统回顾、文献检索、数据提取、文献的质量和适用性评估、证据综述、证据及指南推荐评级以及共识达成等方面的讨论。指南工作组的主要角色是编写指南及理论基础,并保留对指南内容及相关叙述的最终责任。指南工作组联合主席制定工作文件范围的初稿,初稿中的一系列主题供指南工作小组成员参考。工作文件的范围主要是基于现有 KDOQI 指南贫血。

111

在第一个为期两天的会议上,指南工作小组修改初版工作文件,使其涵盖成员们感兴趣的所有主题。这些主题成为之后审议和讨论的基础。指南工作组努力保证该指南包含并强调了所有临床相关并值得回顾的主题。

制定重要问题

本指南根据 PICODD(人群、干预、对照、终点、研究设计及随访时间)原则制定重要主题。PICODD 的具体细节如表 8 所示。

表 8 系统回顾主题及筛选标准

确定接受贫血及铁缺乏治疗的原因、时机及患者类型	
人群	纵向研究、横断面研究及 RCT 研究中的各期 CKD 患者,综述文献中的所有患者
干预	红细胞输注,铁剂(所有剂型、给药途径、剂量),ESA(所有剂型、剂量、靶点、给药方案、服药日程等),药理活性或非药理活性的 ESA/Hb/铁剂辅助用药
对照	其他干预方法,无干预,不同剂型、给药途径、剂量、靶点、给药方案、服药日程等
终点	全因死亡,心血管事件,ESRD,生活质量,肾脏疾病进展,输血,症状恶化
研究设计	RCT 研究,大型纵向(前瞻性或回顾性)观察性研究,包含多因素分析的横断面研究(每组样本量>50)

评估贫血治疗,包含治疗耐受

人群	CKD 成人及儿童患者,任何分期及合并疾病(包含癌症、心血管疾病等)
干预	红细胞输注,铁剂(所有剂型、给药途径、剂量),ESA(所有剂型、剂量、靶点、给药方案等),药理活性及非药理活性的 ESA 辅助用药,包含 L-肉毒碱、维生素 C、雄性激素、己酮可可碱,其他治疗或更好治疗贫血及贫血相关症状的方法。
对照	其他干预方法,无干预方法,不同剂型、给药途径、剂量、靶点、给药方案、服药日程等
终点	死亡,心血管事件,中风,CKD 进展,心血管事件,血栓事件,肺栓塞,有症状的深静脉血栓,血管通路、输血、认知功能、性功能、其他类似的生活质量、客观体格检查受损,感染,由于抗体敏感导致无法进行移植手术,抗体敏化,现有肿瘤进展或新发肿瘤、癫痫,其他重要的临床不良事件,ESA 剂量:为了比较不同 ESA 方案及铁剂/辅助治疗,Hb/Hb 变异性:为了比较不同 ESA 治疗方案及铁剂/辅助治疗
研究设计	RCT 研究(每组样本量>50;随访事件最少 6 个月)

CKD,慢性肾脏病;ESRD,终末期肾病;ESA,促红细胞生成素;Hb,血红蛋白;RCT,随机对照研究

临床终点排序

指南工作组根据各终点在正式临床决策中的重要性对其进行排序(表9)。死亡率、心血管死亡率、心血管事件及 ESRD 被列为"极高",输血、生活质量被列为"高",其他终点被列为"中"。

表9 重要临床终点分级

分级	临床终点
极重要	死亡率,心血管死亡率,心血管事件,ESRD
重要	输血,生活质量
较重要	Hb(分类及连续变量),ESA 剂量(分类及连续变量),不良事件

ESRD,终末期肾病;ESA,促红细胞生成素;Hb,血红蛋白

文献检索及筛选

指南工作组基于证据,并在上版 KDOQI 临床实践指南、CKD 患者贫血治疗临床实践推荐(2006 年版)、KDOQI 中 CKD 患者贫血治疗推荐及 CKD 患者贫血治疗推荐(2007 年血红蛋白目标值更新版)强调的主题的基础上开展相关工作。我们制定了 RCT 研究、贫血、红细胞生成素、输血、铁缺乏及辅助治疗的检索模板,并检索 2006—2010 年贫血治疗相关的文献,检索 1989—2010 年输血相关文献。我们对将铁超负荷及血红蛋白作为影响临床终点的危险因

素的观察性研究进行单独检索。

我们在 Medline，Cochrane Central Register of Controlled Clinical Trials and Cochrane Database of Systematic Reviews 等数据库中进行文献检索。RCT 研究检索工作最初于 2010 年 4 月进行并于同年 10 月进行更新。观察性研究的检索工作于 2010 年 9 月开展，并于 2012 年 3 月根据指南工作组成员提供的文献进行了相应补充。ERT 成员根据事前确定的合格标准对 Medline 的检索结果进行筛选。

我们共检索到 4334 篇 RCT 研究摘要及 3717 篇观察性研究摘要，其中 56 篇 RCT 研究的摘要及 53 篇全文，97 篇观察性研究的摘要及 21 篇全文最终入选。包含原始数据的期刊文献、荟萃分析及综述被用于文献回顾。编辑评论、短篇文章、摘要、未发表报告及发表于非同行评阅期刊上的文章被排除。考虑到在征稿、选择、评阅及编辑等方面可能有别于同行评阅的期刊，指南工作组进一步排除了发表于增刊的文献。总体的检索文献及最终纳入的摘要及全文数量如表 10 所示。

表 10　用于系统性回顾的主要文章的检索结果

总摘要	纳入的摘要	纳入的全文	提取的全文	汇总表中的文章
4334 篇 RCT 研究	56	53	53	31
3717 篇观察性研究	97	21	21	21

数据提取

ERT 成员提取了 53 篇 RCT 研究全文文献中的数据。ERT 与指南工作组沟通并设计了提取单个研究的设计、方法、样本特征、干预、对照、终点、结果及局限性等相关数据的表格。此外,在数据提取过程中 ERT 同时对研究方法及临床终点进行了系统评级(见下面评级部分)。

汇总表

我们为每个重要的研究比较建立了汇总表。KDOQI 临床实践指南(关于 CKD 患者贫血治疗及血红蛋白目标值更新部分)的证据基础中的研究若满足本指南的纳入标准,我们一并纳入。

汇总表包含重要临床终点、相关人群特征、干预及对照组描述、结果及对每个终点的质量评级。我们分别汇总了终点事件中的分类变量和连续变量。指南工作组成员确认汇总表终点所有数据及质量评估。汇总表可通过如下链接获得:www. kdigo. org/clinical_practice_guidelines/anemia. php。

证据谱

我们创建了证据谱以评估并记录证据分级,描述其对研究中单个终点事件及整体证据质量的作用,同时描述干预或对照组中所有临床终点的净获益或损害。该证据谱旨在使证据综述过程变得透明。证据谱中的决策基于先前列在相应汇总表中的研究数据,同时结合 ERT 及指南工作组成员的判断。如果某个重要比较的证据主题仅包含 1 项研究,汇总表提供最终的评价且不产生证据谱。证据谱由 RET 创建并审阅,由指南工作组编辑并通过。

研究中终点证据质量的评级

研究方法质量 研究方法质量(固有效力)是指研究设计、实施及临床研究终点汇报。先前设计的 3 级质量评估分级系统被用于整体研究质量及研究中所有相关临床终点的分级(表 11)。该分级系统的不同版本被用于大多 KDOQI 及所有 KDIGO 指南,并且被推荐给美国 Healthcare Research and Quality Evidence-based Practice Center 项目的研究机构。

(http://effectivehealthcare.ahrq.gov/repFiles/2007_10DraftMethodsGuide.pdf)

表 11 研究质量分类

高质量	偏倚风险低且无明显的汇报错误,汇报数据完整,必须为前瞻性研究。如果为干预性研究则必须为 RCT 研究
中等质量	偏倚风险中等且研究/文章中的问题不可能因此严重偏倚。如果为干预性研究则必须为前瞻性研究
低质量	偏倚风险高且无法排除可能的显著偏倚,研究方法差,数据不完整,存在汇报错误。研究为前瞻性或回顾性研究

基于研究设计,方法(随机、安排、盲法、终点定义、恰当的统计方法等),实施质量(脱落比例、终点评价方法等)及报告质量(内部连续性、清晰性、完整性、精确性等),每项研究都被给予相应的质量分级。然后,评估每项报告的终点并基于报告质量、终点报告方法的针对性给出相应的终点质量分级。需要说明的是,单个终点的质量分级不能超过整体研究的质量分级。

证据质量排序及指南推荐强度

我们使用了一种结构性方法来对整体证据的质量及推荐强度进行评级。该方法基于GRADE,且证据谱的使用进一步完善了该方法。ERT主导了每个主题证据质量评级的相关讨论,指南工作组联合主席主导了推荐强度的相关讨论。推荐强度是指人们对遵从该推荐利大于弊的肯定程度。证据质量是指人们对某项作用充分支持某条推荐的肯定程度。

终点证据质量评级

按照GRADE,某项重要终点的相关证据的质量是在试验设计的基础上进行最初分类的。在干预方法方面,若证据包含随机对照研究,则最初的证据等级为"高";包含观察性研究则为"低";包含其他类型研究则为"极低"。在干预方法方面,指南工作组决定只采用随机对照研究。如果存在以下情况,我们则下调干预/终点的证据质量等级:在研究方法的质量方面存在严重局限性;研究结果间存在严重的不一致;证据模棱两可,比如研究结果在重要人群中不具备适用性;数据不精确(各组事件发生率低[仅有或无]或置信区间<0.5 或>2.0)或样本量少(仅 1 篇研究或总样本<100);存在偏倚的可能性很大。最终干预/终点的证据质量被分为高、中、低、极低 4 个等级(表 12)。

表 12 证据质量评级 GRADE 系统

步骤 1:根据研究设计开始证据质量评级	步骤 2:降级	步骤 3:升级	最终证据质量等级的定义
随机研究=高	研究质量	相关性强度	高:进一步研究不太可能改变估计效应的可信度
	降 1 级:存在严重漏洞	升 1 级:相关性强,无混杂因素	
	降 2 级:存在极严重漏洞	升 2 级:相关性极强,无有效性威胁	中:进一步研究对估计效应可能产生重要影响,且可能改变预估

续表

步骤1:根据研究设计开始证据质量评级	步骤2:降级	步骤3:升级	最终证据质量等级的定义
	一致性 降1级:存在重要的不一致性		低:进一步研究对估计效应极可能产生重要影响,且可能改变预估
观察性研究=低	确定性 降1级:存在一些不确定性	其他 升1级:存在剂量效应梯度的证据	极低:任何预估效应都很不确定
	降2级:存在严重不确定性	升1级:不存在降低观察效果的任何残余混杂因素	
	其他 降1级:数据少或不精确		
其他证据=极低	降1级:存在汇报偏倚的可能性大		

120

证据的整体质量评级

证据的整体质量由所有重要终点的质量等级决定,并兼顾每个终点的相对重要性。证据的整体质量最终被分为 A,B,C,D 4 个等级(表13)。

表 13　证据整体质量最终评级

评级	证据质量	意　义
A	高	我们确信真实效应与预估效应相近
B	中	真实效应与预估效应很可能一致,但也可能截然不同
C	低	真实效应与预估效应很可能截然不同
D	极低	预估效应十分不确定,且经常与真实效应相差甚远

评估所有重要临床终点的临床净获益

临床净获益是在权衡所有重要临床终点利弊的基础上决定的(表14)。临床净获益的评估受到指南工作组及 ERT 的判断影响。

表 14 利弊权衡

如果某项证据需要对干预方法的利弊进行权衡,我们将结论分为如下几类:

- 具有统计学显著性的利/弊称之为"药物 X 的利/弊"

- 不具有统计学显著性的利/弊称之为"药物 X 可能的利/弊"

- 如果研究结果前后矛盾则称之为"药物 X 可能的利/弊"

- 只有在研究相对严密的情况下才能称之为"无差异"

- 如果研究不严密是一个因素则称之为"证据不充分"

推荐强度的评级

推荐强度被分为 1 级和 2 级。表 15 展示了每个推荐强度的 KDIGO 评级术语及每个等级对患者、临床医生及政策制定者的影响。推荐条目可用于支持或反对某些做法。从表 16 可以看出,推荐强度不仅由证据质量等级决定,还有其他因素决定,比如综合考虑净获益大小、价值观及意愿、成本等。我们没有进行成本分析在内的正式决策分析。

表 15　KDIGO 术语及推荐等级的描述

等级	意义		
	患者	临床医生	政策
1 级"我们推荐"	绝大多数患者需要推荐的处理方案,仅有很少比例的患者除外	大多患者应该接受推荐的处理方案	该推荐可作为政策制定或行为考核的候选项
2 级"我们建议"	大部分患者需要推荐的处理方案,也有许多患者不需要	对不同患者可采取不同的合适方案。每个患者都需要得到相应帮助以实现与其价值观或偏好一致的治疗决定	在制定相应政策前,该推荐可能还需要经过大量辩论及相关利益方的参与

表 16　推荐强度的决定因素

因素	内容
理想与不理想效果的权衡	理想效果与不理想效果之间的差别越大,强推荐的可能性越大差别梯度越小,弱推荐的可能性越大
证据质量	证据质量越高,强推荐的可能性越大
价值观及偏好	价值观及偏好的变异性或不确定性越大,弱推荐的可能性越大
医疗成本(资源配置)	治疗的成本越大,换而言之消耗资源越多,强推荐的可能性越小

非分级条目

我们设计了这一项以供指南工作组给予相应的建议。通常来说,非分级条目需要满足以下条件:该条目提供的指导是基于常识的;该提示显而易见;循证证据对该条目缺乏足够有针对性的支持,也就是说该条目不是基于系统性证据回顾的。常见的例子有:检查频率、转诊至专科医生、常规医学护理的推荐等。我们最低限度使用非分级的条目。

两类别的推荐强度、四类别的证据质量等级,以及非分级的一般性指导共同组成本指南的分级体系,该体系也是 2008 年 KDIGO 小组所采用的分级体系。指南工作小组主导了推荐的编写及原理的阐述,并保留了对该指南的相关指导内容及叙述的最终责任。ERT 审阅推荐意见的初稿并对推荐条目与证据回顾结论的匹配程度进行分级。

指南推荐的格式

每个章节包含一个或多个特定的推荐。在每项推荐中,推荐强度被分为 1 级或 2 级,证据质量等级被分为 A/B/C/D 类。每条推荐都有简明背景以介绍相关名词的定义,以及相关原理以汇总关键证据基础,此外还有相关支持推荐的阐述。在必要的地方,我们建议需要进一步研究以解决现有的问题。

方法的局限性

　　尽管我们尽量全地检索所有相关文献,但终究不完整。我们仅检索了 Medline 数据库,没有对期刊进行手动检索,也没有对回顾性文章及课本章节进行系统检索。然而,如果电子数据库检索的结果中缺失相关领域专家所知道的重要研究,我们都一一添加并由指南工作小组审阅。

方法学回顾过程的汇总

　　我们创建了一些工具及列表来评估综述过程及指南编订的方法学过程的质量,包括研究及评估的指导评价(AGREE)标准[244],指南标准工作会议(COGS)列表[245]以及医学协会的可信赖的系统性回顾[246]与临床实践指南[247]最新标准。表 17 及附件 2 分别展示了 COGS标准(COGS 标准符合 AGREE 列表及医学协会的标准)及本指南中如何处理该标准中的每项内容。

表 17　报道临床实践指南的指南标准工作会议(COGS)列表

主题	描述	KDIGO 贫血指南中的讨论
概述材料	提供结构性摘要,包括指南发布时间,发布状态(原始版、修改版、更新版),纸质及电子资源	指南制定的摘要及方法
重点	描述指南强调的原发性疾病/条件以及干预方法/服务/技术;指出制定过程中考虑的所有供选择的预防、诊断及治疗方法	具有贫血风险或合并贫血症状的成人/儿童CKD 患者及肾移植受者的管理
目标	描述指南所要达到的目的,包括就某一主题制定指导意见的基本原理	该临床实践指南是为了帮助临床实践人员护理CKD 贫血患者,从而预防死亡、心血管事件、肾脏衰竭进展并改善患者生活质量
使用者/使用环境	描述该指南的针对用户群(如医生类型、患者等)以及该指南的使用环境	医疗服务提供者:肾脏病学家(成人及儿童肾脏病),血透服务提供者(包括护士),内科学家、儿科医生 患者:具有贫血风险或合并贫血症状的成人/儿童 CKD 患者 政策制定者:相关健康领域的政策制定者

主题	描述	KDIGO 贫血指南中的讨论
目标人群	描述该指南中推荐条目的合适患者群体,列出所有排除标准	具有贫血风险或合并贫血症状的成人/儿童 CKD 患者
编写者	描述指南制定的责任方以及参与指南制定的人员的姓名/资质/潜在利益冲突	组织:KDIGO
资金来源/赞助	明确资金来源/赞助并说明其在指南制定和/或报道中的作用;公开潜在利益冲突	KDIGO 受以下赞助者的支持:Abbott,Amgen,Bayer Schering Pharma,Belo Foundation, Bristol-Myers Squibb, Chugai Pharmaceutical,Coca-Cola Company,Dole Food Company, Fresenius Medical Care, Genzyme, Hoffmann-La-Roche,JC Penney,Kyowa Hakko Kirin,NATCO-The Organization for Transplant Professionals, NKF-Board of Directors,Novartis,Pharmacosmos,PUMC Pharmaceutical,Robert and Jane Cizik Foundation,Shire,Takeda Pharmaceutical,Transwestern Commercial Services,Vifor Pharma,and Wyeth。该指南的制定无基金支持。所有利益相关方都可参与公开审阅,详见工作组经济利益信息披露部分

主题	描述	KDIGO 贫血指南中的讨论
证据收集	描述科学文献的检索方法,包括检索的时间范围、数据库、相关证据的筛选标准	我们设置了随机对照研究、肾脏病、贫血、红细胞生成素、输血、铁缺乏、及其他辅助检索条目模板。文献检索被限定在 2006—2010 期间贫血治疗相关的研究。对于输血,我们检索了 1989—2010 期间的文献。我们单独检索了将铁超载及血红蛋白状态作为临床终点预测因素的文献。详见表 8 筛选标准。 我们检索了 MEDLINE, Cochrane Central Register of Controlled Clinical Trials and Cochrane Database of Systematic Reviews 等数据库。RCT 研究检索工作最初于 2010 年 4 月进行并于同年 10 月进行更新。观察性研究的检索工作于 2010 年 9 月开展。2012 年 3 月我们根据指南工作组成员提供的文献对检索结果进行了相应补充

主题	描述	KDIGO 贫血指南中的讨论
推荐评级标准	描述支持推荐的相关证据的质量排序标准及描述推荐强度的体系。推荐强度也表示遵循推荐条目的重要性,这基于证据质量及所带来的利与弊的大小	单个研究的质量被分为 3 个等级(见表 11)。证据质量(见表 12)按照 GRADE 方法进行分级。推荐等级被分为两个等级,该分级方法参考了 KDIGO 的 GRADE 分级方法(该方法将整体证据质量分为 4 个等级) 指南工作组对无法进行分级的部分提供指导
证据汇总的方法	描述相关证据如何被用于指定推荐条目,比如证据表格、荟萃分析、决策分析	在综合回顾主题方面,我们制定了汇总表及证据谱 在治疗干预的相关推荐方面,我们依照 GRADE 强调的步骤执行
预览版审阅	描述指南制定者如何在指南发布前审阅或/和检测指南内容	2011 年 6 月该指南进行了 KDIGO 委员会成员的内部专家审阅,同年 9 月进行外部专家审阅。公众评阅意见被收集并反馈给指南工作组以供指南修改考虑

主题	描述	KDIGO 贫血指南中的讨论
更新计划	说明是否有计划更新指南及该版本指南的到期时间(若适用)	没有设置更新日期。指南更新的需要将取决于改变证据质量或利弊估计的新证据的发表。我们将定期回顾正在进行的注册研究的结果及其他出版物,以评估其对本指南推荐的潜在影响
定义	定义生僻名词及那些对正确使用指南很重要但常被错误解释的名词	缩写与简称
推荐及原理	精确表述相关推荐条目及执行相关推荐的特定条件;通过描述每条推荐与其支持证据之间的联系说明每条推荐的合理性	指南的每个章节都包含对具有贫血风险或合并贫血症状的 CKD 患者管理的推荐。每条推荐都建立在具有证据表格的(如果有)支持理由的基础上。推荐强度和证据质量呈现在每条推荐的括号内

主题	描述	KDIGO 贫血指南中的讨论
潜在利弊	描述执行指南推荐的预期获益与潜在风险	干预方法利弊的比较呈现在汇总表内并在证据谱中进行总结。在规划推荐是充分考虑潜在获益及风险的平衡
患者偏好	描述当指南推荐考虑个人选择及价值观时患者偏好的作用	许多推荐条目都是"Level 2"或者""自由裁量"等级,这意味着更需要帮助患者做出与其价值观及偏好一致的治疗决策
算法	提供(如果合适)图表以说明指南中临床护理的相关步骤与决策	见第4章
实施顾虑	描述指南实施的预期阻碍;为促进指南实施的医疗人员或患者提供辅助材料以供参考;指南实施过程时,为测量相关临床变化的回顾标准提供建议	这些推荐是全球性的。由于执行的优先等级及回顾标准的制定需要因地制宜,因此我们没有建议回顾标准。此外,大多推荐是自由裁量的,因此,在其被作为回顾标准前需要与相关利益方进行深入讨论。我们建议需要进行深入研究

补充材料

附件1:在线检索策略

附件2:综述及指南相关的医学标准协会

补充材料可通过以下链接获得: http://www.kdigo.org/clinical_practice_guidelines/anemia.php。

致谢

非常感谢 KDIGO 联合主席 Kai-Uwe Eck-ardt，Bertram Kasiske，David Wheeler 和 KDIGO 董事会成员在指南的制定过程中给予的宝贵指导。尤其要感谢 ERT 成员 Ethan Balk，Ashish Upadhyay，Dana Miskulin，Amy Earley，Shana Haynes，and Jenny Lamont 对证据作出的严格评估。我们也特别感谢工作组成员，在整个过程中应用他们的专业知识，进行文献系统回顾，提取数据，参加会议，创作编辑，阐述原理，使指南发布成为可能。非常感谢他们无私给予的时间和做出的贡献。最后，代表工作组，向外部审查人员对指南草案的细致评估表示衷心的感谢。工作组考虑了所有的宝贵意见，在适当的地方将建议修改纳入最终发布的版本。以下人员在公共审查指南草案期间提供了反馈：

Omar Abboud; Hugo Abensur; Patrícia Ferreira Abreu; Matias Abuchanab; Azreen Syazril Adnan; Tekin Akpolat; Mona Al Rukhaimi; Bulent Altun; Abdullah M Al-Zahrani; Pablo Amair; Sukgasem Amornsuntorn; Ramnath Andhale; Andrea Angioi; Hans-Juergen Arens; Mustafa Arici; Mariano Arriola; Ferruh Artunc; Suheir Assady; Meredith Atkinson; Peter Barany; Antoine Barbari; Rashad Barsoum; Don Batisky; Josef Bautista; Thomas Bernhardt; Patrick Biggar; Celeste Boucher; Philippe Brunet; Frederic Calaud; Rafael Burgos Calderon; Bernard Canaud; Katie Cardone; Raul

Carlini; Fernando Carrera; Sue Cary; Arlene Chabanuk; Jiang-Hua Chen; Massimo Cirillo; Marie Cole; Maura Conti; Rosanna Coppo; Adrian Covic; Daniel W Coyne; Andrew J Crannage; Ana Maria Cusumano; Elec Alina Daciana; Mary Date; Jane S Davis; Kimberly Davis; Luca De Nicola; Rodrigo Bueno de Oliveira; Rogerio Baumgratz de Paula; Lucia Del Vecchio; Sebastien Delanerie; Montserrat Díaz-Encarnación; Valentin Ermolenko; Nancy Eschrich; Elizabeth Evans; Stephen Z Fadem; Sandro Feriozzi; Sebastião Rodrigues Ferreira-Filho; Jorgen Folkesen; Ricardo Fonseca; Jonathan G Fox; Susan L Furth; Jan Galle; Guillermo Garcia Garcia; Melissa Garza; Cheryl Gilmartin; Richard J Glassock; Elaine Go; Dr Gokulnath; Chandramohan Gundappa; Lara Haddock; Karen Hamacher; Jeff Harder; Brenda R Hemmelgarn; Koen Hens; Hideki Hirakata; Elisabeth M Hodson; Hallvard Holdaas; Cai Hong; Eero Honkanen; Lai Seong Hooi; Enyu Imai; Goran Imamović; Dmytro Ivanov; Alan G Jardine; Andrzej Jaroszynski; Deepa Jayaram; Chandra Mauli Jha; Nada Kanaan; Gülçin Kantarcı; Cecelia Kasnick; Jenna Kawamoto; Goh Heong Keong; Reshma Kewalramani; Vijay Kher; Arif Khwaja; Stefan Krivoshiev; Dirk Kuypers; Bruce Lange; Craig B Langman; Edgar V Lerma; Nathan W Levin; Rongshan Li; Sergio Liderman; Petrica Ligia; Chin Yao Lin; Jelka Lindic; Kirill Lipatov; Zhang-Suo Liu; Zhi-Hong Liu; Matthias Lorenz; Antonio Lupo; Eileen MacFarlane; Francesca Mallamaci; Alberto Martinez-Castelao; Pablo Massari; Amanda Medland; Marius Miglinas; Roberto Minutolo; Gabriel Mircescu; Kirtida Mistry; Gerardo Mogni; Walid Ahmed Abdel Atty Mohamed; Louise Moist; Sameh Morgan; Eugen Mota; César Loza Munarriz; Jessica Nagro; Judit Nagy; Oscar Naidas; Mooppil Nandakumar; Masaomi Nangaku; Alicia Neu; Jacqueline Nolen; Karim Nooruddin; John Okogbaa; Raymond V Oliva; Alberto Ortiz; Ingrid Os; Antonino Paglialunga; Thaweepong Pajareya; Sonia Pasquali; Saime Paydas; Breda Pečovnik Balon; Tammy Pennington; Frederik Persson; Fu Ping; Allan S Pollock; Krishna Polu; Rafael Ponikvar; Roberto Pontremoli; Kearkiat Praditpornsilpa; Rashida K Rahman; Norma Rhines; Peter Ricci; Troels Ring; Francisco Rivera; A Adibul Rizvi; Nicolas Roberto Robles; Michael V Rocco; Karen Rochelle; Cibele Rodrigues; Guillermo Rosa-Diez; Mai Ots Rosenberg; Jaroslav Rosenberger; Jacques Rottembourg; Irakli Rtskhiladze; Michael Rudnicki; Luis Ruilope; Romana Rysava; Heikki Saha; Tonya Sanders; J Santos; Bento Santos; Sergio Santos; Kenneth R Say; Sharon Schatz; Francesco Paolo Schena; Francesco Scolari; Jang Won Seo; Deepak Sharma; Mitesh B Sheth; Valeriy Shilo; Hassan Abdel-Wahed Shora; Justin Silver; Itzchak Slotki; Paul E Stevens; Claes Strom; Gere Sunder-Plassmann; Navdeep Tangri; Mihály Tapolyai; Peter Thomson; Natalia Tomilina; Giorgio Triolo; George Tsangalis; Dennis Tse; Yoshiharu Tsubakihara; Jeff Unger; Vinod Venkataraman; Alberto Vianello; Theodor Vogels; Rowan Walker; Jian-Xin Wan; Rong Wang; Bradley A Warady; Kristy Washinger; Talia Weinstein; Catherine Wells; Colin White; Yvonne Wilkens; Christopher G Winearls; Sara Wolfson; Viktoria Woronik; Mai-Szu Wu; Houqin Xiao; Wu Xiujuan; Li Yang; Ariel Young; Elena Zakharova; Ming-hui Zhao; Francisco Zornosa; Guimian Zou; Kim Zuber; Alessandro Zuccalà; Mario Zúñiga; Li Zuo.

本指南内容不一定代表参与编写者个人或他们所属组织、机构的观点。

工作组共同主席

John J V McMurray, MD, FRCP, FESC

Patrick S Parfrey, MD, FRCPC, FRSC

缩写词和缩略语

Δ	改变
AGREE	研究指南的成果和评价
BM	骨髓
CBC	全血细胞计数
CERA	连续促红细胞生成素受体激活剂
CHOIR	在肾功能不全中校正血红蛋白和预后
CI	置信区间
CKD	慢性肾脏病
CKiD	儿童慢性肾脏病前瞻性队列研究
COGS	标准化指南会议
CREATE	使用红细胞生成素 β 纠正早期贫血降低心血管风险研究
CRP	C 反应蛋白
CVD	心血管疾病
eGFR	估计肾小球滤过率
EMA	欧洲药品管理局
EPO	促红细胞生成素
ERT	证据审查小组

ESA	红细胞生成刺激剂
ESRD	终末期肾病
EQ-5D	欧洲 QoL 工作组对健康状况的衡量方法
FACT-Fatigue	功能评价癌症治疗和疲劳
FDA	食品和药物管理局
GFR	肾小球滤过率
GRADE	建议的建立,发展和评估的分级系统
Hb	血红蛋白
Hct	血细胞比容
HCV	丙型肝炎病毒
HD	血液透析
HEMO Study	肾脏病初始血液透析的临床研究
HLA	人类白细胞抗原
HR	危险比
IM	肌内注射
IU	国际单位
IV	静脉
KDIGO	改善全球肾脏疾病成果组织
KDOQI	肾脏疾病预后质量倡导组织
Kt/V	尿素清除指数
MCH	平均红细胞血红蛋白
NAPRTCS	北美小儿肾移植合作研究
ND	非透析

NHANES	全国健康和营养调查
PD	腹膜透析
PRA	群体反应性抗体
PRCA	纯红细胞再生障碍性贫血
QoL	生活质量
RBC	红细胞
RCT	随机对照试验
rHuEPO	重组人红细胞生成素
ROC	受试者的工作特征
RR	相对风险
SC	皮下注射
SF-36	36 项简短形式医学研究成果的健康调查
TRALI	输血相关性急性肺损伤
TREAT	使用 Aranesp 治疗降低心血管事件的试验
TSAT	转铁蛋白饱和度
USRDS	美国肾脏数据系统
WHO	世界卫生组织

参考文献

1. Astor BC, Muntner P, Levin A et al. Association of kidney function with anemia: the Third National Health and Nutrition Examination Survey (1988-1994). Arch Intern Med 2002; **162**: 1401–1408.
2. Fadrowski JJ, Pierce CB, Cole SR et al. Hemoglobin decline in children with chronic kidney disease: baseline results from the chronic kidney disease in children prospective cohort study. Clin J Am Soc Nephrol 2008; **3**: 457–462.
3. Schwartz GJ, Munoz A, Schneider MF et al. New equations to estimate GFR in children with CKD. J Am Soc Nephrol 2009; **20**: 629–637.
4. World Health Organization. Worldwide Prevalence of Anaemia 1993–2005: WHO Global Database on Anaemia. In: de Benoist B, McLean E, Egli I and M Cogswell (eds), 2008.
5. Hollowell JG, van Assendelft OW, Gunter EW et al. Hematological and iron-related analytes–reference data for persons aged 1 year and over: United States, 1988-94. Vital Health Stat 11, 2005, 1–156.
6. Nathan DG, Orkin SH. Appendix 11: Normal hematologic values in children. In: Nathan DG, Orkin SH, Ginsburg D, Look AT, Oski FA (eds). Nathan and Oski's Hematology of Infancy and Childhood, 6th edn. WB Saunders: Philadelphia, PA, 2003, p 1841.
7. Brittin GM, Brecher G, Johnson CA et al. Stability of blood in commonly used anticoagulants. Use of refrigerated blood for quality control of the Coulter Counter Model S. Am J Clin Pathol 1969; **52**: 690–694.
8. Locatelli F, Aljama P, Barany P et al. Revised European best practice guidelines for the management of anaemia in patients with chronic renal failure. Nephrol Dial Transplant 2004; **19**(Suppl 2): ii1–ii47.
9. Morris MW, Davey FR. Basic examination of blood. Clinical Diagnosis and Management by Laboratory Methods. WB Saunders, 1996, pp 549–593.
10. Weiss G, Goodnough LT. Anemia of chronic disease. N Engl J Med 2005; **352**: 1011–1023.
11. Fehr T, Ammann P, Garzoni D et al. Interpretation of erythropoietin levels in patients with various degrees of renal insufficiency and anemia. Kidney Int 2004; **66**: 1206–1211.
12. Ross RP, McCrea JB, Besarab A. Erythropoietin response to blood loss in hemodialysis patients in blunted but preserved. ASAIO J 1994; **40**: M880–M885.
13. Lipschitz DA, Cook JD, Finch CA. A clinical evaluation of serum ferritin as an index of iron stores. N Engl J Med 1974; **290**: 1213–1216.
14. Rambod M, Kovesdy CP, Kalantar-Zadeh K. Combined high serum ferritin and low iron saturation in hemodialysis patients: the role of inflammation. Clin J Am Soc Nephrol 2008; **3**: 1691–1701.
15. Fernandez-Rodriguez AM, Guindeo-Casasus MC, Molero-Labarta T et al. Diagnosis of iron deficiency in chronic renal failure. Am J Kidney Dis 1999; **34**: 508–513.
16. Kalantar-Zadeh K, Hoffken B, Wunsch H et al. Diagnosis of iron deficiency anemia in renal failure patients during the post-erythropoietin era. Am J Kidney Dis 1995; **26**: 292–299.

17. Aljama P, Ward MK, Pierides AM *et al.* Serum ferritin concentration: a reliable guide to iron overload in uremic and hemodialyzed patients. *Clin Nephrol* 1978; **10**: 101–104.

18. Barany P, Eriksson LC, Hultcrantz R *et al.* Serum ferritin and tissue iron in anemic dialysis patients. *Miner Electrolyte Metab* 1997; **23**: 273–276.

19. Blumberg AB, Marti HR, Graber CG. Serum ferritin and bone marrow iron in patients undergoing continuous ambulatory peritoneal dialysis. *JAMA* 1983; **250**: 3317–3319.

20. Hussein S, Prieto J, O'Shea M *et al.* Serum ferritin assay and iron status in chronic renal failure and haemodialysis. *Br Med J* 1975; **1**: 546–548.

21. Mirahmadi KS, Paul WL, Winer RL *et al.* Serum ferritin level. Determinant of iron requirement in hemodialysis patients. *JAMA* 1977; **238**: 601–603.

22. Tessitore N, Girelli D, Campostrini N *et al.* Hepcidin is not useful as a biomarker for iron needs in haemodialysis patients on maintenance erythropoiesis-stimulating agents. *Nephrol Dial Transplant* 2010; **25**: 3996–4002.

23. Tessitore N, Solero GP, Lippi G *et al.* The role of iron status markers in predicting response to intravenous iron in haemodialysis patients on maintenance erythropoietin. *Nephrol Dial Transplant* 2001; **16**: 1416–1423.

24. Galloway M, Rushworth L. Red cell or serum folate? Results from the National Pathology Alliance benchmarking review. *J Clin Pathol* 2003; **56**: 924–926.

25. Mircescu G, Garneata L, Capusa C *et al.* Intravenous iron supplementation for the treatment of anaemia in pre-dialyzed chronic renal failure patients. *Nephrol Dial Transplant* 2006; **21**: 120–124.

26. Silverberg DS, Iaina A, Peer G *et al.* Intravenous iron supplementation for the treatment of the anemia of moderate to severe chronic renal failure patients not receiving dialysis. *Am J Kidney Dis* 1996; **27**: 234–238.

27. Fishbane S, Frei GL, Maesaka J. Reduction in recombinant human erythropoietin doses by the use of chronic intravenous iron supplementation. *Am J Kidney Dis* 1995; **26**: 41–46.

28. Sunder-Plassmann G, Horl WH. Importance of iron supply for erythropoietin therapy. *Nephrol Dial Transplant* 1995; **10**: 2070–2076.

29. Fishbane S, Maesaka JK. Iron management in end-stage renal disease. *Am J Kidney Dis* 1997; **29**: 319–333.

30. Fishbane S, Kowalski EA, Imbriano LJ *et al.* The evaluation of iron status in hemodialysis patients. *J Am Soc Nephrol* 1996; **7**: 2654–2657.

31. Fishbane S, Shapiro W, Dutka P *et al.* A randomized trial of iron deficiency testing strategies in hemodialysis patients. *Kidney Int* 2001; **60**: 2406–2411.

32. Macdougall IC, Tucker B, Thompson J *et al.* A randomized controlled study of iron supplementation in patients treated with erythropoietin. *Kidney Int* 1996; **50**: 1694–1699.

33. Feldman HI, Joffe M, Robinson B *et al.* Administration of parenteral iron and mortality among hemodialysis patients. *J Am Soc Nephrol* 2004; **15**: 1623–1632.

34. Feldman HI, Santanna J, Guo W *et al.* Iron administration and clinical outcomes in hemodialysis patients. *J Am Soc Nephrol* 2002; **13**: 734–744.

35. Kalantar-Zadeh K, Regidor DL, McAllister CJ *et al.* Time-dependent associations between iron and mortality in hemodialysis patients. *J Am Soc Nephrol* 2005; **16**: 3070–3080.

36. Chang CH, Chang CC, Chiang SS. Reduction in erythropoietin doses by the use of chronic intravenous iron supplementation in iron-replete hemodialysis patients. *Clin Nephrol* 2002; **57**: 136–141.

37. Senger JM, Weiss RJ. Hematologic and erythropoietin responses to iron dextran in the hemodialysis environment. *ANNA J* 1996; **23**: 319–323;

discussion 324–315.

38. Spinowitz BS, Kausz AT, Baptista J et al. Ferumoxytol for treating iron deficiency anemia in CKD. *J Am Soc Nephrol* 2008; **19**: 1599–1605.

39. Silverberg DS, Blum M, Agbaria Z et al. The effect of i.v. iron alone or in combination with low-dose erythropoietin in the rapid correction of anemia of chronic renal failure in the predialysis period. *Clin Nephrol* 2001; **55**: 212–219.

40. Stancu S, Barsan L, Stanciu A et al. Can the response to iron therapy be predicted in anemic nondialysis patients with chronic kidney disease? *Clin J Am Soc Nephrol* 2010; **5**: 409–416.

41. Besarab A, Kaiser JW, Frinak S. A study of parenteral iron regimens in hemodialysis patients. *Am J Kidney Dis* 1999; **34**: 21–28.

42. DeVita MV, Frumkin D, Mittal S et al. Targeting higher ferritin concentrations with intravenous iron dextran lowers erythropoietin requirement in hemodialysis patients. *Clin Nephrol* 2003; **60**: 335–340.

43. Navarro JF, Teruel JL, Liano F et al. Effectiveness of intravenous administration of Fe-gluconate-Na complex to maintain adequate body iron stores in hemodialysis patients. *Am J Nephrol* 1996; **16**: 268–272.

44. Anker SD, Comin Colet J, Filippatos G et al. Ferric carboxymaltose in patients with heart failure and iron deficiency. *N Engl J Med* 2009; **361**: 2436–2448.

45. Van Wyck DB, Roppolo M, Martinez CO et al. A randomized, controlled trial comparing IV iron sucrose to oral iron in anemic patients with nondialysis-dependent CKD. *Kidney Int* 2005; **68**: 2846–2856.

46. Ford BA, Coyne DW, Eby CS et al. Variability of ferritin measurements in chronic kidney disease; implications for iron management. *Kidney Int* 2009; **75**: 104–110.

47. Fishbane S. Upper limit of serum ferritin: misinterpretation of the 2006 KDOQI anemia guidelines. *Semin Dial* 2008; **21**: 217–220.

48. Fishbane S, Kalantar-Zadeh K, Nissenson AR. Serum ferritin in chronic kidney disease: reconsidering the upper limit for iron treatment. *Semin Dial* 2004; **17**: 336–341.

49. National Kidney Foundation. NKF-K/DOQI Clinical Practice Guidelines for Anemia of Chronic Kidney Disease: update 2000. *Am J Kidney Dis* 2001; **37**: S182–S238.

50. National Kidney Foundation. KDOQI Clinical Practice Guidelines and Clinical Practice Recommendations for Anemia in Chronic Kidney Disease. *Am J Kidney Dis* 2006; **47**: S1–S146.

51. National Kidney Foundation. KDOQI Clinical Practice Guideline and Clinical Practice Recommendations for anemia in chronic kidney disease: 2007 update of hemoglobin target. *Am J Kidney Dis* 2007; **50**: 471–530.

52. Locatelli F, Covic A, Eckardt KU et al. Anaemia management in patients with chronic kidney disease: a position statement by the Anaemia Working Group of European Renal Best Practice (ERBP). *Nephrol Dial Transplant* 2009; **24**: 348–354.

53. Coyne DW, Kapoian T, Suki W et al. Ferric gluconate is highly efficacious in anemic hemodialysis patients with high serum ferritin and low transferrin saturation: results of the Dialysis Patients' Response to IV Iron with Elevated Ferritin (DRIVE) Study. *J Am Soc Nephrol* 2007; **18**: 975–984.

54. Canavese C, Bergamo D, Ciccone G et al. Validation of serum ferritin values by magnetic susceptometry in predicting iron overload in dialysis patients. *Kidney Int* 2004; **65**: 1091–1098.

55. Ferrari P, Kulkarni H, Dheda S et al. Serum iron markers are inadequate for guiding iron repletion in chronic kidney disease. *Clin J Am Soc Nephrol* 2011; **6**: 77–83.

56. Caramelo C, Albalate M, Bermejillo T et al. Relationships between plasma ferritin and aminotransferase profile in haemodialysis patients with hepatitis C virus. Nephrol Dial Transplant 1996; **11**: 1792–1796.

57. Morrison ED, Brandhagen DJ, Phatak PD et al. Serum ferritin level predicts advanced hepatic fibrosis among U.S. patients with phenotypic hemochromatosis. Ann Intern Med 2003; **138**: 627–633.

58. National Kidney Foundation. KDOQI Clinical Practice Guidelines and Clinical Practice Recommendations for Anemia in Chronic Kidney Disease. Section III. Clinical practice recommendations for anemia in chronic kidney disease in children. Am J Kidney Dis 2006; **47**: S86–108.

59. Agarwal R, Rizkala AR, Bastani B et al. A randomized controlled trial of oral versus intravenous iron in chronic kidney disease. Am J Nephrol 2006; **26**: 445–454.

60. Aggarwal HK, Nand N, Singh S et al. Comparison of oral versus intravenous iron therapy in predialysis patients of chronic renal failure receiving recombinant human erythropoietin. J Assoc Physicians India 2003; **51**: 170–174.

61. Charytan C, Qunibi W, Bailie GR. Comparison of intravenous iron sucrose to oral iron in the treatment of anemic patients with chronic kidney disease not on dialysis. Nephron Clin Pract 2005; **100**: c55–c62.

62. Rozen-Zvi B, Gafter-Gvili A, Paul M et al. Intravenous versus oral iron supplementation for the treatment of anemia in CKD: systematic review and meta-analysis. Am J Kidney Dis 2008; **52**: 897–906.

63. Stoves J, Inglis H, Newstead CG. A randomized study of oral vs intravenous iron supplementation in patients with progressive renal insufficiency treated with erythropoietin. Nephrol Dial Transplant 2001; **16**: 967–974.

64. Allegra V, Mengozzi G, Vasile A. Iron deficiency in maintenance hemodialysis patients: assessment of diagnosis criteria and of three different iron treatments. Nephron 1991; **57**: 175–182.

65. Li H, Wang SX. Intravenous iron sucrose in Chinese hemodialysis patients with renal anemia. Blood Purif 2008; **26**: 151–156.

66. Ahsan N. Intravenous infusion of total dose iron is superior to oral iron in treatment of anemia in peritoneal dialysis patients: a single center comparative study. J Am Soc Nephrol 1998; **9**: 664–668.

67. Johnson DW, Herzig KA, Gissane R et al. A prospective crossover trial comparing intermittent intravenous and continuous oral iron supplements in peritoneal dialysis patients. Nephrol Dial Transplant 2001; **16**: 1879–1884.

68. Johnson DW, Herzig KA, Gissane R et al. Oral versus intravenous iron supplementation in peritoneal dialysis patients. Perit Dial Int 2001; **21**(Suppl 3): S231–S235.

69. Li H, Wang SX. Intravenous iron sucrose in peritoneal dialysis patients with renal anemia. Perit Dial Int 2008; **28**: 149–154.

70. Singh H, Reed J, Noble S et al. Effect of intravenous iron sucrose in peritoneal dialysis patients who receive erythropoiesis-stimulating agents for anemia: a randomized, controlled trial. Clin J Am Soc Nephrol 2006; **1**: 475–482.

71. Eschbach JW, Cook JD, Scribner BH et al. Iron balance in hemodialysis patients. Ann Intern Med 1977; **87**: 710–713.

72. Sargent JA, Acchiardo SR. Iron requirements in hemodialysis. Blood Purif 2004; **22**: 112–123.

73. Schaefer RM, Schaefer L. Iron monitoring and supplementation: how do we achieve the best results? Nephrol Dial Transplant 1998; **13**(Suppl 2): 9–12.

74. Besarab A, Amin N, Ahsan M *et al.* Optimization of epoetin therapy with intravenous iron therapy in hemodialysis patients. *J Am Soc Nephrol* 2000; **11**: 530–538.

75. Ruiz-Jaramillo Mde L, Guizar-Mendoza JM, Gutierrez-Navarro Mde J *et al.* Intermittent versus maintenance iron therapy in children on hemodialysis: a randomized study. *Pediatr Nephrol* 2004; **19**: 77–81.

76. Schroder CH. The management of anemia in pediatric peritoneal dialysis patients. Guidelines by an *ad hoc* European committee. *Pediatr Nephrol* 2003; **18**: 805–809.

77. Van Damme-Lombaerts R, Herman J. Erythropoietin treatment in children with renal failure. *Pediatr Nephrol* 1999; **13**: 148–152.

78. Warady BA, Kausz A, Lerner G *et al.* Iron therapy in the pediatric hemodialysis population. *Pediatr Nephrol* 2004; **19**: 655–661.

79. Warady BA, Zobrist RH, Wu J *et al.* Sodium ferric gluconate complex therapy in anemic children on hemodialysis. *Pediatr Nephrol* 2005; **20**: 1320–1327.

80. Warady BA, Zobrist RH, Finan E. Sodium ferric gluconate complex maintenance therapy in children on hemodialysis. *Pediatr Nephrol* 2006; **21**: 553–560.

81. Anbu AT, Kemp T, O'Donnell K *et al.* Low incidence of adverse events following 90-minute and 3-minute infusions of intravenous iron sucrose in children on erythropoietin. *Acta Paediatr* 2005; **94**: 1738–1741.

82. Bailie GR, Clark JA, Lane CE *et al.* Hypersensitivity reactions and deaths associated with intravenous iron preparations. *Nephrol Dial Transplant* 2005; **20**: 1443–1449.

83. Charytan C, Schwenk MH, Al-Saloum MM *et al.* Safety of iron sucrose in hemodialysis patients intolerant to other parenteral iron products. *Nephron Clin Pract* 2004; **96**: c63–c66.

84. Fishbane S, Ungureanu VD, Maesaka JK *et al.* The safety of intravenous iron dextran in hemodialysis patients. *Am J Kidney Dis* 1996; **28**: 529–534.

85. Fletes R, Lazarus JM, Gage J *et al.* Suspected iron dextran-related adverse drug events in hemodialysis patients. *Am J Kidney Dis* 2001; **37**: 743–749.

86. Jain AK, Bastani B. Safety profile of a high dose ferric gluconate in patients with severe chronic renal insufficiency. *J Nephrol* 2002; **15**: 681–683.

87. Lu M, Cohen MH, Rieves D *et al.* FDA report: Ferumoxytol for intravenous iron therapy in adult patients with chronic kidney disease. *Am J Hematol* 2010; **85**: 315–319.

88. Macdougall IC, Roche A. Administration of intravenous iron sucrose as a 2-minute push to CKD patients: a prospective evaluation of 2,297 injections. *Am J Kidney Dis* 2005; **46**: 283–289.

89. Michael B, Coyne DW, Fishbane S *et al.* Sodium ferric gluconate complex in hemodialysis patients: adverse reactions compared to placebo and iron dextran. *Kidney Int* 2002; **61**: 1830–1839.

90. Sav T, Tokgoz B, Sipahioglu MH *et al.* Is there a difference between the allergic potencies of the iron sucrose and low molecular weight iron dextran? *Ren Fail* 2007; **29**: 423–426.

91. Ullian ME, Gadegbeku CA. Effects of intravenously administered iron on systemic blood pressure in hemodialysis patients. *Nephron Clin Pract* 2004; **98**: c83–c86.

92. Auerbach M, Al Talib K. Low-molecular weight iron dextran and iron sucrose have similar comparative safety profiles in chronic kidney disease. *Kidney Int* 2008; **73**: 528–530.

93. Chertow GM, Mason PD, Vaage-Nilsen O *et al.* On the relative safety of parenteral iron formulations. *Nephrol Dial Transplant* 2004; **19**: 1571–1575.

94. Chertow GM, Mason PD, Vaage-Nilsen O *et al.* Update on adverse drug events associated with parenteral iron. *Nephrol Dial Transplant* 2006; **21**: 378–382.

95. McCarthy JT, Regnier CE, Loebertmann CL *et al.* Adverse events in chronic hemodialysis patients receiving intravenous iron dextran–a comparison of two products. *Am J Nephrol* 2000; **20**: 455–462.

96. Rodgers GM, Auerbach M, Cella D *et al.* High-molecular weight iron dextran: a wolf in sheep's clothing? *J Am Soc Nephrol* 2008; **19**: 833–834.

97. Wessling-Resnick M. Iron homeostasis and the inflammatory response. *Annu Rev Nutr* 2010; **30**: 105–122.

98. Appelberg R. Macrophage nutriprive antimicrobial mechanisms. *J Leukoc Biol* 2006; **79**: 1117–1128.

99. Byrd TF, Horwitz MA. Interferon gamma-activated human monocytes downregulate transferrin receptors and inhibit the intracellular multiplication of Legionella pneumophila by limiting the availability of iron. *J Clin Invest* 1989; **83**: 1457–1465.

100. Mencacci A, Cenci E, Boelaert JR *et al.* Iron overload alters innate and T helper cell responses to Candida albicans in mice. *J Infect Dis* 1997; **175**: 1467–1476.

101. Nairz M, Theurl I, Ludwiczek S *et al.* The co-ordinated regulation of iron homeostasis in murine macrophages limits the availability of iron for intracellular Salmonella typhimurium. *Cell Microbiol* 2007; **9**: 2126–2140.

102. Hoen B, Paul-Dauphin A, Hestin D *et al.* EPIBACDIAL: a multicenter prospective study of risk factors for bacteremia in chronic hemodialysis patients. *J Am Soc Nephrol* 1998; **9**: 869–876.

103. Hoen B, Paul-Dauphin A, Kessler M. Intravenous iron administration does not significantly increase the risk of bacteremia in chronic hemodialysis patients. *Clin Nephrol* 2002; **57**: 457–461.

104. Teehan GS, Bahdouch D, Ruthazer R *et al.* Iron storage indices: novel predictors of bacteremia in hemodialysis patients initiating intravenous iron therapy. *Clin Infect Dis* 2004; **38**: 1090–1094.

105. Bernhardt WM, Wiesener MS, Scigalla P *et al.* Inhibition of prolyl hydroxylases increases erythropoietin production in ESRD. *J Am Soc Nephrol* 2010; **21**: 2151–2156.

106. Goodnough LT, Brecher ME, Kanter MH *et al.* Transfusion medicine. First of two parts–blood transfusion. *N Engl J Med* 1999; **340**: 438–447.

107. MacLeod AM. The blood transfusion effect: clinical aspects. *Immunol Lett* 1991; **29**: 123–126.

108. Shander A, Sazama K. Clinical consequences of iron overload from chronic red blood cell transfusions, its diagnosis, and its management by chelation therapy. *Transfusion* 2010; **50**: 1144–1155.

109. Zhou YC, Cecka JM. Sensitization in renal transplantation. *Clin Transpl* 1991: 313–323.

110. Levin A, Thompson CR, Ethier J *et al.* Left ventricular mass index increase in early renal disease: impact of decline in hemoglobin. *Am J Kidney Dis* 1999; **34**: 125–134.

111. Foley RN, Parfrey PS, Harnett JD *et al.* The impact of anemia on cardiomyopathy, morbidity, and and mortality in end-stage renal disease. *Am J Kidney Dis* 1996; **28**: 53–61.

112. Harnett JD, Foley RN, Kent GM *et al.* Congestive heart failure in dialysis patients: prevalence, incidence, prognosis and risk factors. *Kidney Int* 1995; **47**: 884–890.

113. Rigatto C, Parfrey P, Foley R *et al.* Congestive heart failure in renal transplant recipients: risk factors, outcomes, and relationship with ischemic heart disease. *J Am Soc Nephrol* 2002; **13**: 1084–1090.

114. Collins AJ. Influence of target hemoglobin in dialysis patients on morbidity and mortality. *Kidney Int Suppl* 2002: 44–48.

115. Ofsthun N, Labrecque J, Lacson E *et al.* The effects of higher hemoglobin levels on mortality and hospitalization in hemodialysis patients. *Kidney Int* 2003; **63**: 1908–1914.

116. Regidor DL, Kopple JD, Kovesdy CP *et al.* Associations between changes in hemoglobin and administered erythropoiesis-stimulating agent and survival in hemodialysis patients. *J Am Soc Nephrol* 2006; **17**: 1181–1191.

117. Goodkin DA, Fuller DS, Robinson BM *et al.* Naturally occurring higher hemoglobin concentration does not increase mortality among hemodialysis patients. *J Am Soc Nephrol* 2011; **22**: 358–365.

118. Besarab A, Bolton WK, Browne JK *et al.* The effects of normal as compared with low hematocrit values in patients with cardiac disease who are receiving hemodialysis and epoetin. *N Engl J Med* 1998; **339**: 584–590.

119. Parfrey PS, Wish T. Quality of life in CKD patients treated with erythropoiesis-stimulating agents. *Am J Kidney Dis* 2010; **55**: 423–425.

120. Lietz K, Lao M, Paczek L *et al.* The impact of pretransplant erythropoietin therapy on late outcomes of renal transplantation. *Ann Transplant* 2003; **8**: 17–24.

121. Choukroun G, Kamar N, Dussol B *et al.* Correction of postkidney transplant anemia reduces progression of allograft nephropathy. *J Am Soc Nephrol* 2012; **23**: 360–368.

122. Canadian Erythropoietin Study Group. Association between recombinant human erythropoietin and quality of life and exercise capacity of patients receiving haemodialysis. *BMJ* 1990; **300**: 573–578.

123. Revicki DA, Brown RE, Feeny DH *et al.* Health-related quality of life associated with recombinant human erythropoietin therapy for predialysis chronic renal disease patients. *Am J Kidney Dis* 1995; **25**: 548–554.

124. Drueke TB, Locatelli F, Clyne N *et al.* Normalization of hemoglobin level in patients with chronic kidney disease and anemia. *N Engl J Med* 2006; **355**: 2071–2084.

125. Furuland H, Linde T, Ahlmen J *et al.* A randomized controlled trial of haemoglobin normalization with epoetin alfa in pre-dialysis and dialysis patients. *Nephrol Dial Transplant* 2003; **18**: 353–361.

126. Parfrey PS, Foley RN, Wittreich BH *et al.* Double-blind comparison of full and partial anemia correction in incident hemodialysis patients without symptomatic heart disease. *J Am Soc Nephrol* 2005; **16**: 2180–2189.

127. Pfeffer MA, Burdmann EA, Chen CY *et al.* A trial of darbepoetin alfa in type 2 diabetes and chronic kidney disease. *N Engl J Med* 2009; **361**: 2019–2032.

128. Singh AK, Szczech L, Tang KL *et al.* Correction of anemia with epoetin alfa in chronic kidney disease. *N Engl J Med* 2006; **355**: 2085–2098.

129. Foley RN, Curtis BM, Parfrey PS. Hemoglobin targets and blood transfusions in hemodialysis patients without symptomatic cardiac disease receiving erythropoietin therapy. *Clin J Am Soc Nephrol* 2008; **3**: 1669–1675.

130. Foley RN, Curtis BM, Parfrey PS. Erythropoietin therapy, hemoglobin targets, and quality of life in healthy hemodialysis patients: a randomized trial. *Clin J Am Soc Nephrol* 2009; **4**: 726–733.

131. FDA presentation at Cardiovascular and Renal Drugs Advisory Committee (CRDAC) meeting, 18 October 2010. http://www.fda.gov/downloads/AdvisoryCommittees/CommitteesMeetingMaterials/Drugs/CardiovascularandRenalDrugsAdvisoryCommittee/UCM231978.pdf.

132. Lewis EF, Pfeffer MA, Feng A *et al.* Darbepoetin alfa impact on health status in diabetes patients with kidney disease: a randomized trial. *Clin J Am Soc Nephrol* 2011; **6**: 845–855.

133. Palmer SC, Navaneethan SD, Craig JC *et al.* Meta-analysis: erythropoiesis-

stimulating agents in patients with chronic kidney disease. *Ann Intern Med* 2010; **153**: 23–33.

134. Gandra SR, Finkelstein FO, Bennett AV et al. Impact of erythropoiesis-stimulating agents on energy and physical function in nondialysis CKD patients with anemia: a systematic review. *Am J Kidney Dis* 2010; **55**: 519–534.

135. Johansen KL, Finkelstein FO, Revicki DA et al. Systematic review and meta-analysis of exercise tolerance and physical functioning in dialysis patients treated with erythropoiesis-stimulating agents. *Am J Kidney Dis* 2010; **55**: 535–548.

136. Rizzo JD, Brouwers M, Hurley P et al. American Society of Clinical Oncology/American Society of Hematology clinical practice guideline update on the use of epoetin and darbepoetin in adult patients with cancer. *J Clin Oncol* 2010; **28**: 4996–5010.

137. Rizzo JD, Brouwers M, Hurley P et al. American Society of Hematology/American Society of Clinical Oncology clinical practice guideline update on the use of epoetin and darbepoetin in adult patients with cancer. *Blood* 2010; **116**: 4045-4059.

138. Skali H, Parving HH, Parfrey PS et al. Stroke in patients with type 2 diabetes mellitus, chronic kidney disease, and anemia treated with Darbepoetin Alfa: the trial to reduce cardiovascular events with Aranesp therapy (TREAT) experience. *Circulation* 2011; **124**: 2903–2908.

139. Warady BA, Ho M. Morbidity and mortality in children with anemia at initiation of dialysis. *Pediatr Nephrol* 2003; **18**: 1055–1062.

140. Mitsnefes MM, Kimball TR, Kartal J et al. Progression of left ventricular hypertrophy in children with early chronic kidney disease: 2-year follow-up study. *J Pediatr* 2006; **149**: 671-675.

141. Schaefer F. Cardiac disease in children with mild-to-moderate chronic kidney disease. *Curr Opin Nephrol Hypertens* 2008; **17**: 292–297.

142. Morris KP, Sharp J, Watson S et al. Non-cardiac benefits of human recombinant erythropoietin in end stage renal failure and anaemia. *Arch Dis Child* 1993; **69**: 580–586.

143. Gerson A, Hwang W, Fiorenza J et al. Anemia and health-related quality of life in adolescents with chronic kidney disease. *Am J Kidney Dis* 2004; **44**: 1017–1023.

144. Staples AO, Wong CS, Smith JM et al. Anemia and risk of hospitalization in pediatric chronic kidney disease. *Clin J Am Soc Nephrol* 2009; **4**: 48–56.

145. Solomon SD, Uno H, Lewis EF et al. Erythropoietic response and outcomes in kidney disease and type 2 diabetes. *N Engl J Med* 2010; **363**: 1146–1155.

146. Fishbane S, Berns JS. Hemoglobin cycling in hemodialysis patients treated with recombinant human erythropoietin. *Kidney Int* 2005; **68**: 1337–1343.

147. Yang W, Israni RK, Brunelli SM et al. Hemoglobin variability and mortality in ESRD. *J Am Soc Nephrol* 2007; **18**: 3164–3170.

148. Eckardt KU, Kim J, Kronenberg F et al. Hemoglobin variability does not predict mortality in European hemodialysis patients. *J Am Soc Nephrol* 2010; **21**: 1765–1775.

149. Kaufman JS, Reda DJ, Fye CL et al. Subcutaneous compared with intravenous epoetin in patients receiving hemodialysis. Department of Veterans Affairs Cooperative Study Group on Erythropoietin in Hemodialysis Patients. *N Engl J Med* 1998; **339**: 578–583.

150. De Schoenmakere G, Lameire N, Dhondt A et al. The haematopoietic effect of recombinant human erythropoietin in haemodialysis is independent of the mode of administration (i.v. or s.c.). *Nephrol Dial Transplant* 1998; **13**: 1770–1775.

151. Chanu P, Gieschke R, Charoin JE et al. Population pharmacokinetic/
    pharmacodynamic model for C.E.R.A. in both ESA-naive and ESA-treated
    chronic kidney disease patients with renal anemia. J Clin Pharmacol
    2010; 50: 507–520.

152. Locatelli F, Canaud B, Giacardy F et al. Treatment of anaemia in dialysis
    patients with unit dosing of darbepoetin alfa at a reduced dose
    frequency relative to recombinant human erythropoietin (rHuEpo).
    Nephrol Dial Transplant 2003; 18: 362–369.

153. Vanrenterghem Y, Barany P, Mann JF et al. Randomized trial of
    darbepoetin alfa for treatment of renal anemia at a reduced dose
    frequency compared with rHuEPO in dialysis patients. Kidney Int 2002;
    62: 2167–2175.

154. Locatelli F, Villa G, Messa P et al. Efficacy and safety of once-weekly
    intravenous epoetin alfa in maintaining hemoglobin levels in
    hemodialysis patients. J Nephrol 2008; 21: 412–420.

155. Pergola PE, Gartenberg G, Fu M et al. A randomized controlled study of
    weekly and biweekly dosing of epoetin alfa in CKD Patients with
    anemia. Clin J Am Soc Nephrol 2009; 4: 1731–1740.

156. Carrera F, Lok CE, de Francisco A et al. Maintenance treatment of renal
    anaemia in haemodialysis patients with methoxy polyethylene glycol-
    epoetin beta versus darbepoetin alfa administered monthly: a randomized
    comparative trial. Nephrol Dial Transplant 2010; 25: 4009–4017.

157. Gobin J, Cernii A, McLean R et al. Conversion from epoetin alfa to
    darbepoetin alfa for management of anaemia in a community chronic
    kidney disease centre: a retrospective cohort study. Clin Drug Investig
    2011; 31: 113–120.

158. Boven K, Stryker S, Knight J et al. The increased incidence of pure red
    cell aplasia with an Eprex formulation in uncoated rubber stopper
    syringes. Kidney Int 2005; 67: 2346–2353.

159. Casadevall N, Nataf J, Viron B et al. Pure red-cell aplasia and
    antierythropoietin antibodies in patients treated with recombinant
    erythropoietin. N Engl J Med 2002; 346: 469–475.

160. Macdougall IC, Ashenden M. Current and upcoming erythropoiesis-
    stimulating agents, iron products, and other novel anemia medications.
    Adv Chronic Kidney Dis 2009; 16: 117–130.

161. Locatelli F, Baldamus CA, Villa G et al. Once-weekly compared with
    three-times-weekly subcutaneous epoetin beta: results from a
    randomized, multicenter, therapeutic-equivalence study. Am J Kidney
    Dis 2002; 40: 119–125.

162. Nissenson AR, Swan SK, Lindberg JS et al. Randomized, controlled trial of
    darbepoetin alfa for the treatment of anemia in hemodialysis patients.
    Am J Kidney Dis 2002; 40: 110–118.

163. Tolman C, Richardson D, Bartlett C et al. Structured conversion from
    thrice weekly to weekly erythropoietic regimens using a computerized
    decision-support system: a randomized clinical study. J Am Soc Nephrol
    2005; 16: 1463–1470.

164. Kilpatrick RD, Critchlow CW, Fishbane S et al. Greater epoetin alfa
    responsiveness is associated with improved survival in hemodialysis
    patients. Clin J Am Soc Nephrol 2008; 3: 1077–1083.

165. Greene T, Daugirdas J, Depner T et al. Association of achieved dialysis
    dose with mortality in the hemodialysis study: an example of "dose-
    targeting bias". J Am Soc Nephrol 2005; 16: 3371–3380.

166. Koshy SM, Geary DF. Anemia in children with chronic kidney disease.
    Pediatr Nephrol 2008; 23: 209–219.

167. Bamgbola OF, Kaskel FJ, Coco M. Analyses of age, gender and other risk
    factors of erythropoietin resistance in pediatric and adult dialysis
    cohorts. Pediatr Nephrol 2009; 24: 571–579.

168. Szczech LA, Barnhart HX, Inrig JK et al. Secondary analysis of the CHOIR trial epoetin-alpha dose and achieved hemoglobin outcomes. Kidney Int 2008; 74: 791–798.

169. Brookhart MA, Schneeweiss S, Avorn J et al. Comparative mortality risk of anemia management practices in incident hemodialysis patients. JAMA 2010; 303: 857–864.

170. Berns JS, Rudnick MR, Cohen RM. A controlled trial of recombinant human erythropoietin and nandrolone decanoate in the treatment of anemia in patients on chronic hemodialysis. Clin Nephrol 1992; 37: 264–267.

171. Gaughan WJ, Liss KA, Dunn SR et al. A 6-month study of low-dose recombinant human erythropoietin alone and in combination with androgens for the treatment of anemia in chronic hemodialysis patients. Am J Kidney Dis 1997; 30: 495–500.

172. Sheashaa H, Abdel-Razek W, El-Husseini A et al. Use of nandrolone decanoate as an adjuvant for erythropoietin dose reduction in treating anemia in patients on hemodialysis. Nephron Clin Pract 2005; 99: c102–c106.

173. Bridges KR, Hoffman KE. The effects of ascorbic acid on the intracellular metabolism of iron and ferritin. J Biol Chem 1986; 261: 14273–14277.

174. Lipschitz DA, Bothwell TH, Seftel HC et al. The role of ascorbic acid in the metabolism of storage iron. Br J Haematol 1971; 20: 155–163.

175. Deved V, Poyah P, James MT et al. Ascorbic acid for anemia management in hemodialysis patients: a systematic review and meta-analysis. Am J Kidney Dis 2009; 54: 1089–1097.

176. Shahrbanoo K, Taziki O. Effect of intravenous ascorbic acid in hemodialysis patients with anemia and hyperferritinemia. Saudi J Kidney Dis Transpl 2008; 19: 933–936.

177. Attallah N, Osman-Malik Y, Frinak S et al. Effect of intravenous ascorbic acid in hemodialysis patients with EPO-hyporesponsive anemia and hyperferritinemia. Am J Kidney Dis 2006; 47: 644–654.

178. Sezer S, Ozdemir FN, Yakupoglu U et al. Intravenous ascorbic acid administration for erythropoietin-hyporesponsive anemia in iron loaded hemodialysis patients. Artif Organs 2002; 26: 366–370.

179. Rossert J, Casadevall N, Eckardt KU. Anti-erythropoietin antibodies and pure red cell aplasia. J Am Soc Nephrol 2004; 15: 398–406.

180. Eckardt KU, Casadevall N. Pure red-cell aplasia due to anti-erythropoietin antibodies. Nephrol Dial Transplant 2003; 18: 865–869.

181. Shimizu H, Saitoh T, Ota F et al. Pure red cell aplasia induced only by intravenous administration of recombinant human erythropoietin. Acta Haematol 2011; 126: 114–118.

182. Casadevall N, Cournoyer D, Marsh J et al. Recommendations on haematological criteria for the diagnosis of epoetin-induced pure red cell aplasia. Eur J Haematol 2004; 73: 389–396.

183. Cournoyer D, Toffelmire EB, Wells GA et al. Anti-erythropoietin antibody-mediated pure red cell aplasia after treatment with recombinant erythropoietin products: recommendations for minimization of risk. J Am Soc Nephrol 2004; 15: 2728–2734.

184. Macdougall IC. Antibody-mediated pure red cell aplasia (PRCA): epidemiology, immunogenicity and risks. Nephrol Dial Transplant 2005; 20(Suppl 4): iv9–i15.

185. Verhelst D, Rossert J, Casadevall N et al. Treatment of erythropoietin-induced pure red cell aplasia: a retrospective study. Lancet 2004; 363: 1768–1771.

186. Andrade J, Taylor PA, Love JM et al. Successful reintroduction of a different erythropoiesis-stimulating agent after pure red cell aplasia: relapse after successful therapy with prednisone. Nephrol Dial Transplant 2005; 20: 2548–2551.

187. Weber G, Gross J, Kromminga A *et al.* Allergic skin and systemic reactions in a patient with pure red cell aplasia and anti-erythropoietin antibodies challenged with different epoetins. *J Am Soc Nephrol* 2002; **13**: 2381–2383.

188. Macdougall IC, Rossert J, Casadevall N *et al.* A peptide-based erythropoietin-receptor agonist for pure red-cell aplasia. *N Engl J Med* 2009; **361**: 1848–1855.

189. Schellekens H. Biosimilar therapeutics-what do we need to consider? *NDT Plus* 2009; **2**: i27–i36.

190. Opelz G, Graver B, Mickey MR *et al.* Lymphocytotoxic antibody responses to transfusions in potential kidney transplant recipients. *Transplantation* 1981; **32**: 177–183.

191. USRDS System. *USRDS 2010 Annual Data Report: Atlas of Chronic Kidney Disease and End-Stage Renal Disease in the United States. National Institutes of Health* 2010, National Institute of Diabetes and Digestive and Kidney Diseases.

192. Linman JW. Physiologic and pathophysiologic effects of anemia. *N Engl J Med* 1968; **279**: 812–818.

193. Terasaki PI, Ozawa M. Predicting kidney graft failure by HLA antibodies: a prospective trial. *Am J Transplant* 2004; **4**: 438–443.

194. Terasaki PI, Ozawa M. Predictive value of HLA antibodies and serum creatinine in chronic rejection: results of a 2-year prospective trial. *Transplantation* 2005; **80**: 1194–1197.

195. Cid J, Ramiro L, Bertran S *et al.* Efficacy in reducing potassium load in irradiated red cell bags with a potassium adsorption filter. *Transfusion* 2008; **48**: 1966–1970.

196. Dodd R. Managing the microbiological safety of blood for transfusion: a US perspective. *Future Microbiol* 2009; **4**: 807–818.

197. Goodnough LT, Shander A, Brecher ME. Transfusion medicine: looking to the future. *Lancet* 2003; **361**: 161–169.

198. Jacobs MR, Palavecino E, Yomtovian R. Don't bug me: the problem of bacterial contamination of blood components–challenges and solutions. *Transfusion* 2001; **41**: 1331–1334.

199. Klein H. *Mollison's Blood Transfusion in Clinical Medicine*, 11th edn. Wiley-Blackwell, 2005.

200. Kleinman S, Caulfield T, Chan P *et al.* Toward an understanding of transfusion-related acute lung injury: statement of a consensus panel. *Transfusion* 2004; **44**: 1774–1789.

201. Kuehnert MJ, Roth VR, Haley NR *et al.* Transfusion-transmitted bacterial infection in the United States, 1998 through 2000. *Transfusion* 2001; **41**: 1493–1499.

202. Looney MR, Gropper MA, Matthay MA. Transfusion-related acute lung injury: a review. *Chest* 2004; **126**: 249–258.

203. Silliman CC, Ambruso DR, Boshkov LK. Transfusion-related acute lung injury. *Blood* 2005; **105**: 2266–2273.

204. Simon GE, Bove JR. The potassium load from blood transfusion. *Postgrad Med* 1971; **49**: 61–64.

205. Smith HM, Farrow SJ, Ackerman JD *et al.* Cardiac arrests associated with hyperkalemia during red blood cell transfusion: a case series. *Anesth Analg* 2008; **106**: 1062–1069.

206. Stramer SL, Hollinger FB, Katz LM *et al.* Emerging infectious disease agents and their potential threat to transfusion safety. *Transfusion* 2009; **49**(Suppl 2): 1S–29S.

207. Vasconcelos E, Seghatchian J. Bacterial contamination in blood components and preventative strategies: an overview. *Transfus Apher Sci* 2004; **31**: 155–163.

208. Cable RG, Leiby DA. Risk and prevention of transfusion-transmitted

babesiosis and other tick-borne diseases. *Curr Opin Hematol* 2003; **10**: 405–411.

209. Herwaldt BL, Neitzel DF, Gorlin JB *et al.* Transmission of Babesia microti in Minnesota through four blood donations from the same donor over a 6-month period. *Transfusion* 2002; **42**: 1154–1158.

210. Leiby DA, Gill JE. Transfusion-transmitted tick-borne infections: a cornucopia of threats. *Transfus Med Rev* 2004; **18**: 293–306.

211. Wells GM, Woodward TE, Fiset P *et al.* Rocky mountain spotted fever caused by blood transfusion. *JAMA* 1978; **239**: 2763–2765.

212. Carson JL, Grossman BJ, Kleinman S *et al.* Red Blood Cell Transfusion: A Clinical Practice Guideline From the AABB. *Ann Intern Med* 2012 (in press).

213. Klein HG. How safe is blood, really? *Biologicals* 2010; **38**: 100–104.

214. Klein HG, Spahn DR, Carson JL. Red blood cell transfusion in clinical practice. *Lancet* 2007; **370**: 415–426.

215. Rawn J. The silent risks of blood transfusion. *Curr Opin Anaesthesiol* 2008; **21**: 664–668.

216. Opelz G, Vanrenterghem Y, Kirste G *et al.* Prospective evaluation of pretransplant blood transfusions in cadaver kidney recipients. *Transplantation* 1997; **63**: 964–967.

217. Reed A, Pirsch J, Armbrust MJ *et al.* Multivariate analysis of donor-specific versus random transfusion protocols in haploidentical living-related transplants. *Transplantation* 1991; **51**: 382–384.

218. Vanrenterghem Y, Waer M, Roels L *et al.* A prospective, randomized trial of pretransplant blood transfusions in cadaver kidney transplant candidates. Leuven Collaborative Group for Transplantation. *Transpl Int* 1994; **7**(Suppl 1): S243–S246.

219. Christiaans MH, van Hooff JP, Nieman F *et al.* HLA-DR matched transfusions: development of donor-specific T- and B-cell antibodies and renal allograft outcome. *Transplantation* 1999; **67**: 1029–1035.

220. Cecka JM, Cicciarelli J, Mickey MR *et al.* Blood transfusions and HLA matching–an either/or situation in cadaveric renal transplantation. *Transplantation* 1988; **45**: 81–86.

221. Pfaff WW, Howard RJ, Scornik JC *et al.* Incidental and purposeful random donor blood transfusion. Sensitization and transplantation. *Transplantation* 1989; **47**: 130–133.

222. Sanfilippo F, Vaughn WK, Bollinger RR *et al.* Comparative effects of pregnancy, transfusion, and prior graft rejection on sensitization and renal transplant results. *Transplantation* 1982; **34**: 360–366.

223. Karpinski M, Pochinco D, Dembinski I *et al.* Leukocyte reduction of red blood cell transfusions does not decrease allosensitization rates in potential kidney transplant candidates. *J Am Soc Nephrol* 2004; **15**: 818–824.

224. Sanfilippo FP, Bollinger RR, MacQueen JM *et al.* A randomized study comparing leukocyte-depleted versus packed red cell transfusions in prospective cadaver renal allograft recipients. *Transfusion* 1985; **25**: 116–119.

225. Scornik JC, Ireland JE, Howard RJ *et al.* Role of regular and leukocyte-free blood transfusions in the generation of broad sensitization. *Transplantation* 1984; **38**: 594–598.

226. Balasubramaniam GS, Morris M, Gupta A *et al.* Allosensitization rate of male patients awaiting first kidney grafts after leuko-depleted blood transfusion. *Transplantation* 2012; **93**: 418–422.

227. Everett ET, Kao KJ, Scornik JC. Class I HLA molecules on human erythrocytes. Quantitation and transfusion effects. *Transplantation* 1987; **44**: 123–129.

228. Oniscu GC, Brown H, Forsythe JL. Impact of cadaveric renal transplantation on survival in patients listed for transplantation. *J Am Soc Nephrol* 2005; **16**: 1859–1865.

229. Port FK, Wolfe RA, Mauger EA *et al.* Comparison of survival probabilities for dialysis patients vs cadaveric renal transplant recipients. *JAMA* 1993; **270**: 1339–1343.

230. Agarwal R. Individualizing decision-making–resurrecting the doctor-patient relationship in the anemia debate. *Clin J Am Soc Nephrol* 2010; **5**: 1340–1346.

231. Cecka JM, Cho L. Sensitization. *Clin Transpl* 1988: 365–373.

232. Opelz G. Non-HLA transplantation immunity revealed by lymphocytotoxic antibodies. *Lancet* 2005; **365**: 1570–1576.

233. Lefaucheur C, Loupy A, Hill GS *et al.* Preexisting donor-specific HLA antibodies predict outcome in kidney transplantation. *J Am Soc Nephrol* 2010; **21**: 1398–1406.

234. Murphy MF, Wallington TB, Kelsey P *et al.* Guidelines for the clinical use of red cell transfusions. *Br J Haematol* 2001; **113**: 24–31.

235. Anderson JL, Adams CD, Antman EM *et al.* ACC/AHA 2007 guidelines for the management of patients with unstable angina/non-ST-Elevation myocardial infarction: a report of the American College of Cardiology/American Heart Association Task Force on Practice Guidelines (Writing Committee to Revise the 2002 Guidelines for the Management of Patients With Unstable Angina/Non-ST-Elevation Myocardial Infarction) developed in collaboration with the American College of Emergency Physicians, the Society for Cardiovascular Angiography and Interventions, and the Society of Thoracic Surgeons endorsed by the American Association of Cardiovascular and Pulmonary Rehabilitation and the Society for Academic Emergency Medicine. *J Am Coll Cardiol* 2007; **50**: e1–e157.

236. Harrington RA, Becker RC, Cannon CP *et al.* Antithrombotic therapy for non-ST-segment elevation acute coronary syndromes: American College of Chest Physicians Evidence-Based Clinical Practice Guidelines (8th edn). *Chest* 2008; **133**: 670S–707S.

237. Sabatine MS, Morrow DA, Giugliano RP *et al.* Association of hemoglobin levels with clinical outcomes in acute coronary syndromes. *Circulation* 2005; **111**: 2042–2049.

238. Heart Failure Society of America. Nonpharmacologic management and health care maintenance in patients with chronic heart failure. *J Card Fail* 2006; **12**: e29–e37.

239. McMurray JJ, Adamopoulos S, Anker SD *et al.* ESC Guidelines for the diagnosis and treatment of acute and chronic heart failure 2012: The Task Force for the Diagnosis and Treatment of Acute and Chronic Heart Failure 2012 of the European Society of Cardiology. Developed in collaboration with the Heart Failure Association (HFA) of the ESC. *Eur Heart J*; e-pub ahead of print 19 May 2012.

240. Hunt SA, Abraham WT, Chin MH *et al.* 2009 Focused update incorporated into the ACC/AHA 2005 Guidelines for the Diagnosis and Management of Heart Failure in Adults A Report of the American College of Cardiology Foundation/American Heart Association Task Force on Practice Guidelines Developed in Collaboration With the International Society for Heart and Lung Transplantation. *J Am Coll Cardiol* 2009; **53**: e1–e90.

241. Atkins D, Best D, Briss PA *et al.* Grading quality of evidence and strength of recommendations. *BMJ* 2004; **328**: 1490.

242. Guyatt GH, Oxman AD, Kunz R *et al.* Going from evidence to recommendations. *BMJ* 2008; **336**: 1049–1051.

243. Uhlig K, Macleod A, Craig J *et al.* Grading evidence and recommendations for clinical practice guidelines in nephrology. A position statement from Kidney Disease: Improving Global Outcomes (KDIGO). *Kidney Int* 2006; **70**: 2058–2065.

244. The AGREE Collaboration. Development and validation of an international appraisal instrument for assessing the quality of clinical practice guidelines: the AGREE project. *Qual Saf Health Care* 2003; **12**: 18–23.

245. Shiffman RN, Shekelle P, Overhage JM *et al.* Standardized reporting of clinical practice guidelines: a proposal from the Conference on Guideline Standardization. *Ann Intern Med* 2003; **139**: 493–498.

246. Institute of Medicine. *Finding What Works in Health Care: Standards for Systematic Reviews.* The National Academies Press: Washington, DC, 2011.

247. Institute of Medicine. *Clinical Practice Guidelines We Can Trust.* The National Academies Press: Washington, DC, 2011.